KB197844

근막통증 없는
건강한 세상을 꿈꾸는
견우 드림 (춘)

뻐근함, 결림, 당김, 쪼임, 저림, 따끔거림의 주범!

나는

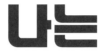

없이 산다

이효근 지음 (견우한의원 마포본점 원장)

건강다이제스트 社

근막통증증후군 환자에게
희망의 안내서가 되길 바랍니다!

그동안 다양한 통증 환자들을 접하면서 알게 된 임상경험을 총망라해 〈나는 "근막통증" 없이 산다〉를 출간하게 되었습니다.

견우가 발간하는 여섯 번째 건강 서적입니다. 이렇게까지 많은 책을 쓸 것이라고는 생각하지 못했는데 오랜 시간 동안 연구와 고민을 거듭하면서 여기까지 오게 된 것 같습니다.

〈나는 "근막통증" 없이 산다〉는 어깨통증 서적 중에서 가장 집필하고 싶었던 분야이기도 합니다. 임상에서 다양한 증상의 근막통증증후군 환자들을 치료하고 완치했던 경험은 분명 많은 사람들에게 도움이 되리라 확신했기 때문입니다. 지금도 이와 관련된 질환으로 고생하는 많은 분들에게 '나도 나을 수 있다.'는 완치의 꿈을 드리고 싶어서 이 책을 출간하게 되었습니다.

근막통증증후군은 오십견, 어깨회전근개파열, 어깨석회성건염 등 다른 어떤 어깨질환보다도 환자와의 콜라보가 상당히 중요한 질환입니다. 정확한 원인과 질병의 양상, 환자의 불편을 정확히 알아야 더욱 빠른 치료와 회복이 가능하기 때문입니다.

뻐근함, 결림, 당김, 쪼임, 저림, 따끔거림, 쓰라림, 아림 이라는 설명하기조차 어려운 통증으로 오늘도 고통을 받고 있는 환자들은 여러 병원에 가서 각종 검사를 받아도 아무런 이상이 없다는 말을 듣고 허탈감에 빠지기도 합니다.

X-ray, CT, MRI 검사를 했을 때 아무런 이상이 없다고 나오면 환자는 안 아픈 게 맞을까요? 환자는 꾀병을 부리는 걸까요?
아닙니다. 환자가 아프다고 하면 환자의 소리에 귀를 기울여야 합니다. 비록 각종 검사에서는 나오지 않았더라도, 우리가 알고 있는 통증과 너무 다르더라도 통증의 근원에 귀를 기울여야 합니다.
그러다 보니 일부 환자는 정신과로 전원을 갈 정도로 쉽지 않은 병이 바로 근막통증증후군입니다.

근막통증증후군은 강박적 혹은 집착하는 성격이거나 또는 자기 관리가 철저한 사람들이 극도의 스트레스에 노출되면서 발생하는 증후군입니다. 잘못된 자세, 과음, 과로, 불면 등이 더해지면서 증상은 더욱 발전하게 됩니다.

아프다기보다는 참을 만한 불편함이다 보니 발병 초기에 병원을 찾기보다는 스트레칭이나 운동, 자신만의 해결책을 강구하다가 더 이상 참을 수 없을 때 치료를 시작하기에 만성화되기 쉬운 증후군이기도 합니다. 그래서 무엇보다 초기 치료가 중요합니다.

관련 질환으로 고통을 받고 있는 많은 환자분들에게 이 한 권의 책이 희망이 되었으면 하는 마음입니다.

건강하세요~!

이효근

CONTENTS

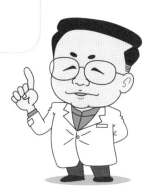

근막통증증후군은
나을 수
있습니다!

01

목, 어깨, 가슴, 등, 허리, 다리가 뻐근하고 결려요

| 30대 중반 초등학교 선생님 임상 사례 |

"다른 병원이나 유튜브에서는 스트레칭을 열심히 하면서 도수치료도 받으라고 하는데 오히려 그런 치료를 받고 나면 할 때는 좋지만 일정 시간이 지나서 병원에 갈 때가 되면 다시 나빠졌어요. 견우한의원은 스트레칭을 하지 말고, 주의사항도 기존 병원들과 많이 달라서 처음에는 몹시 당황했습니다. 한 주 한 주 지나면서 몸이 점점 좋아져 치료에 대한 믿음이 생겼어요. 그래서 더 열심히 치료받을 수 있었던 것 같습니다."

치료 초반에는 별다른 변화를 느끼지 못하다가 치료를

시작한 지 2주 정도 지나면서 목과 어깨 부분이 편해져 치료에 대한 확신이 섰다고 하셨습니다. 그래서 견우한의원에서 티칭을 받은 주의사항을 더욱 열심히 지키게 되었고, 치료를 시작한 지 3개월 정도 되니 전신의 통증이 다 사라져 불편함이 거의 느껴지지 않았다고 합니다. 중간중간 재발에 대한 걱정도 있었지만 나아지는 모습을 보면서 안심이 되었다고 합니다.

대학병원에서 각종 검사와 치료를 받았지만 여전히 근막통증증후군으로 고통을 받고 있었던 서울 용산구 남영동에 사는 30대 중반 초등학교 여자 선생님의 사례입니다. 여기저기가 너무 뻐근하고 결려서 심지어 신묘하다는 무당을 찾아가 3천만 원을 내고 굿까지 했다고 합니다.

"2년 전부터 목과 양어깨에 통증이 생겼고, 목과 어깨가 굳으면서 항상 두통까지 생겼습니다. 술을 자주 마시는 것도 아닌데 가끔 마시면 머리가 더 아픕니다. 작년에 대학병원에서 MRI상 승모근, 사각근, 능형근에 근막통증증후군 진단을 받았습니다. 지금은 목, 어깨, 가슴, 등, 허리, 다리에도 근막통증증후군이 있어 미칠 것 같습니다. 치료 중에 이명이 생겨 다른 한방병원에서 치료를 받았는데 이명은 좀 나아졌지만 근막통증증후군이 여전히 남아 있어 견우한의원에 오게 되었습니다. 하루하루가 너무 고통스럽고 힘듭니다."

여기저기가 뻐근하고 결리니 얼마나 힘드셨을까요? 몸과 마음까지 지쳐버린 상황이었습니다. 어떻게 하면 환자분이 고통에서 하루빨리 벗어날 수 있을까 고민하고 또 고민했습니다. 환자분의 입장이 충분히 이해되었고, 빨리 완치할 수 있도록 정성을 다해서 돌봐드렸습니다.

근막통증증후군은 외부적으로는 근육에 스트레스를 주는 일상화된 잘못된 자세가 주원인이고 과로, 과음, 불면, 외상, 불규칙한 생활습관, 외부 자극에 대한 과민 반응 -예를 들어 겨울철 추운 날씨- 등이 더해지면서 증상이 발전하는 것으로 알려져 있습니다.
내부적으로는 지나친 자기 통제나 자기 절제, 자기 억제, 스트레스에 취약한 경우, 과도한 긴장, 내성적인 성격, 지나친 자기 강박이나 몰두, 집요하면서 완벽주의적인 성격, 업무 지향적인 성격, 일 중심의 생활습관에 익숙한 경우, 목표 지향적인 생활습관의 경우, 지나친 업무 중심적인 생활을 하는 경우 통증의 역치가 낮아지면서 근막통증이 발생하기 쉬운 것으로 알려져 있습니다. 일부에서는 정확한 원인을 알 수 없는 특발성으로 발병하기도 합니다.

원인을 찾기 위해 환자분과 오랜 시간 이야기를 나누었고, 초등학교 저학년 담임을 하다 보니 하루 종일 학생들에게 신경이 가 있고, 학교가 끝난 뒤에도 수업 자료 준비에 매진하여 제대로 쉬어본 적이 없다고 하셨습니다.
평소 운동 같은 취미도 전혀 없고, 쉬는 날에도 대부분 수업 준비를 하느라 정신없이 보낸다고 하셨습니다. 환자분의 경우는 업무 지향적인 성격과 늘 근육에 스트레스를 줄 수 있는 일상화된 잘못된 자세가 원인이 되었을 거라고 판단되었습니다.

열심히 일했을 뿐인데 몸이 고통스러우니 얼마나 억울하고 당황스러웠을까요? 근막통증증후군을 치료하지 않는다고 해서 죽고 사는 것은 절대 아닙니다. 환자분의 웰빙을 위해서 치료하는 것입니다. 그러나 적극적으로 치료하지 않으면 뻐근함, 결림, 당김, 쪼임 등으로 인해 일상생활에 상당한 장애를 받게 됩니다.

환자분도 근막통증증후군이 너무 오래되어 치료를 받을지 고민하다가 견우한의원에 오셨다고 하셨습니다. 너무나 잘한 선택이고 용기를 내어 방문한 만큼 꼭 회복시켜 드리겠다고 약속드렸습니다.

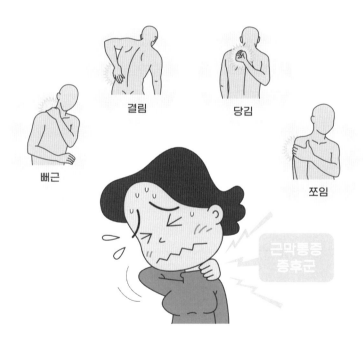

뻐근

결림

당김

쪼임

근막통증
증후군

근막통증증후군일 때 주의사항

별다른 이유 없이 심해진 근막통증증후군은 2~3일 정도가 지나면 정상으로 돌아가기 마련입니다. 절대 당황하지 말고 하던 대로 치료를 받고 주의사항을 잘 준수하면 됩니다.

그러나 일주일 정도가 지나서도 계속 불편함이 남아 있다면 관련 주의사항을 잘 지키고 있나 꼼꼼히 살펴보세요. 이유 없이 발생하는 장기간의 고통은 절대 없습니다. 뭔가 분명히 원인이 있을 겁니다.

일상생활에서 환자분이 신경을 써야 할 주의사항을 알려드렸습니다.

1 충분한 수면과 휴식을 취한다.(특히 쉬는 날에는 수업 준비를 하기보다는 휴식에 더욱 집중할 것을 당부드렸습니다.)

2 과음과 과로를 피한다.

3 아픈 부위를 만지거나 스트레칭을 하지 않는다.

4 고개를 숙이고 장시간 스마트폰이나 책을 보지 않는다.(환자분은 직업 특성상 오랫동안 책을 보기 때문에 바른 자세를 유지하고 중간중간 휴식을 취해야 한다고 알려드렸습니다.)

5 통증이나 스트레스, 이상감각에 예민하게 반응하지 않는다.

6 격렬한 운동보다는 주기적으로 가벼운 유산소 운동을 한다.

7 장시간 고정된 자세로 일하기보다는 중간중간 자세를 바꾸어 준다.

8 무겁거나 힘쓰는 일을 하지 않는다.

9 엎드리거나 누워서, 돌아누워서 혹은 화장실에서 책이나 스마트폰을 보지 않는다.

환자분들에게 공통적으로 티칭해 드리는 부분도 있지만, 직업과 생활습관이 다르기 때문에 각각의 직업이나 상황에 맞는 주의사항을 알려드리고 있습니다.

업무 지향적인 성격도 있지만 평소 컴퓨터나 스마트폰 사용 등으로 인해 장시간 잘못된 자세에 노출되면서 일정 부분의 과음, 과도한 긴장과 내성적인 성격, 완벽주의적인 성격이 같이 결합된 것으로 보여 심리치료를 병행했습니다. 심리치료를 병행한다는 말에 환자분은 몸과 마음까지 꼼꼼히 신경 써준다는 느낌을 받았다고 하셨습니다.

치료 종료 후에도 환자분이 건강한 일상을 보내셨으면

하는 마음을 알아주는 것 같아 주치의로서 환자분께 너무 감사하는 마음이 들었습니다.

이 환자분께 적용한 치료 방법은 다음과 같습니다.

1 목과 어깨, 승모근, 사각근, 능형근을 풀어주면서
2 근막의 빠른 회복을 도와주고
3 일상생활에 장애가 되는 통증을 경감시키며
4 잘못된 자세와 생활습관 교정을 병행하고
5 근막 주변의 기혈순환을 촉진시키며
6 원기를 끌어올려 근막의 정상 회복을 도와주고
7 구조적 문제로 인한 통증의 원인을 제거하면서
8 심장 열을 다스려 심신의 조화를 추구하면
괴로움과 고통에서 벗어날 수 있습니다.

근막통증증후군 환자 중 일부에서 이명 증상을 보이기도 합니다. 수면 상태가 나빠져도 심해질 수 있기에 이명을 악화시킬 수 있는 술이나 카페인 함유 음료 등을 조심하는 것이 좋습니다.
이명의 경우 근막통증증후군과 관련해서 발생했다면 비교적 치료가 잘 되는 편이지만 그렇지 않은 경우라면 일정 기간 경과 관찰이 필요합니다. 환자의 경우 근막통증증후군과 관련해 이명이 발생해 치료하면서 이명 증상도 차차 호전되었습니다. 치료가 끝날 즈음에는 이명 증상도 거의 사라졌습니다.

환자분께서 견우한의원을 통해 건강한 일상을 되찾았다고 말씀하시니 주치의로서 이보다 더 기쁜 일은 없습니다. 근막통증증후군뿐만 아니라 환자분이 가지고 있는 마음의 고통과 관련 질환에 대해서도 꼼꼼히 치료해야 한다고 생각합니다.

견우한의원은 2007년부터 19년간 어깨를 집중적으로 치료하면서 매년 2만 명 전후의 어깨통증 환자를 집중 치료하고 있습니다. 그동안 꾸준한 연구를 통해 국내외 논문 10편(SCI급 3건), 특허 1건, 책 5권을 출간하였습니다.
또한 침을 꽂은 다음 돌리고 빼는 염전 치료를 하고 있어 대기 시간이 짧고, 치료 시간도 짧습니다. 치료 시간은 짧지만 환자분의 이야기를 듣는 시간만큼은 길게 가져갈 수 있도록 노력하고 있습니다. 아울러 직장인을 위해 토요일, 일요일, 공휴일에도 오후 1시까지 진료를 하고 있어서 편리한 이용을 돕고 있습니다.

02

세상이 빙빙 돌아요

| 50대 후반 텔레마케터 임상 사례 |

"어지러움이 없으니 살 것 같아요. 만성피로도 있고 아침이 되면 온몸이 쑤시고 아파서 항상 두려웠는데 기분 좋은 아침을 맞으니 하루의 시작이 상쾌합니다. 이제는 누구보다 아침이 기대됩니다. 주의사항도 꼼꼼하게 알려주시고, 치료도 잘해주셔서 감사합니다."

근막통증증후군 때문에 항상 만성피로와 어지러움이 있으며, 아침에 일어나면 온몸이 쑤시고 아파서 힘들었는데 견우한의원을 통해 건강한 일상을 되찾으신 서울 마포구 공덕동에 소재한 기업에서 텔레마케터로 근무하는

50대 후반 여자분의 이야기입니다.

"오래전부터 목, 어깨, 양쪽 날갯죽지에 기분 나쁜 통증이 있었는데 이런 통증이 있은 지는 10년이 넘은 것 같습니다. 그러다가 3달 전부터 급격히 더 심해졌어요. 마사지를 받아도 안 되고 주물러도 안 되고 미치겠어요. 두통과 어지럼증이 같이 있었는데 어지럼증이 특히 심해요. 세상이 빙빙 도는 거 같아요. 신경과, 이비인후과를 갔었는데 검사에서 별다른 이상이 없다고 했습니다. 신경과에서는 근막통증, 이비인후과에서 근육 문제로도 그럴 수 있다고 했습니다. 아무리 생각해도 몸에 문제가 있는 것 같기는 한데 병원에서는 문제가 없다고 하니 너무 답답하고 힘들었어요. 직장동료가 견우한의원에서 목과 어깨를 치료받았는데 좋았던 경험이 있다고 해서 내원하게 되었습니다."

신경과와 이비인후과를 다니며 어지럼증의 원인을 찾으려 했지만 이상이 없다는 말만 듣고 오셨다고 합니다. 몸 상태도 좋지 않은 상태였습니다.
 얼마나 답답하고 힘들었을까요? 견우한의원에 오시기까지의 심정을 생각하면 주치의로서 마음이 편하지 않았습

니다. 건강한 일상을 되찾아드리기 위해 좀 더 정확하게
원인 분석을 하고 최선을 다해 치료해 드렸습니다.

근막통증증후군은 정확한 원인부터 찾아야

근막통증증후군을 일으키는 원인에는 스트레스 등의 내
적인 원인, 잘못된 자세 등의 외적인 원인이 있기 마련입
니다. 일부에서는 외상이나 특별한 원인 없이 생기기도
하기에 환자분의 원인이 어디서 왔는지 심도 있는 대화
를 나누어 정확한 원인을 찾고 대응하는 것이 무엇보다
중요합니다. 시간이 다소 길어지더라도 환자분의 일상과
느끼고 있는 증상에 대해서 꼼꼼하게 체크하려고 노력합
니다.

환자분은 장시간 컴퓨터 앞에 앉아 텔레마케터 일을 하
고, 집에 가서도 장시간 스마트폰을 보는 습관이 문제가
된 것으로 보였습니다. 심지어는 자기 전에도 돌아누워
서 30분 이상 스마트폰을 해야 잠들 수가 있다고 했습니
다. 또 주말에는 친구들과 어울려 과하게 한잔하는 습관

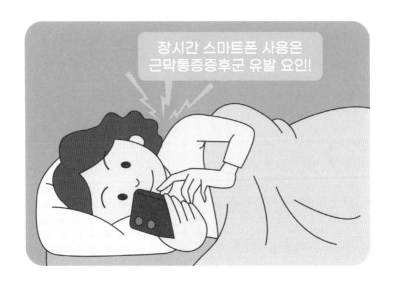

이 있다고 하였고, 스마트폰을 보지 않으면 잠들기 어렵다는 말도 했습니다.

근막통증증후군이 발생하면 대개 뻐근함, 결림, 당김, 쪼임, 저림 등을 많이 호소합니다. 여기서 조금 더 발전하면 해당 부위가 화끈하다, 서늘하다 등의 표현을 많이 합니다. 일부에서는 어지러움, 두통, 편두통, 눈 충혈, 눈 피로, 수면장애, 이명 등으로 고생하기도 합니다.
환자분의 경우 근막통증증후군으로 인해서 목과 어깨·등 결림, 만성피로, 어지러움, 두통을 느끼는 것으로 확인되었습니다.

일부 환자에서는 처음에는 뻐근함, 결림, 당김, 쪼임, 저림 등으로 내원하지만 치료가 진행되면서 어지러움, 두통, 편두통, 불면, 눈 충혈, 눈 피로, 이명, 수면장애 등이 좋아졌다고 하는 환자분들을 많이 보게 됩니다.

환자분께 맞는 최적의 치료 방법을 찾는 것도 중요하지만, 치료가 다 끝나고 일상으로 돌아갔을 때 재발 방지를 위해 주의사항을 잘 지키는 것이 매우 중요하다고 말씀드렸습니다. 특히 자주 사용하는 컴퓨터나 스마트폰은 눈높이에서 볼 수 있도록 하고 엎드리거나 누워서, 돌아누워서 스마트폰, 책, 노트북 등을 하지 않는 것이 좋다고 티칭해 드렸습니다.

과음은 근막통증증후군을 악화시키는 원인 중 하나여서 치료하는 동안 술은 마시지 않는 것이 좋으나 그럴 수 없다면 적절한 자제를 부탁드렸습니다. 그 외에 수면장애를 유발할 수 있는 커피, 콜라, 홍차, 녹차, 에너지 드링크처럼 카페인 함유 음료 등을 조심하는 것이 좋다고 알려드렸습니다.

"전에 갔던 병원에서는 주의사항 같은 설명도 별로 없었고, 원인도 모른다고 하니 답답하기만 했는데 견우한의원은 듣던 대로 환자 중심으로 진료를 한다는 게 마음으로 느껴져요. 제 일상생활에 근본적인 원인이 있다고 하시니 알려주신 주의사항을 잘 지키면서 치료를 받겠습니다."

환자를 생각하는 마음이 느껴진다고 하시니 주치의로서 더욱 보람을 느끼고 감사하는 마음이 들었습니다. 재발 없는 치료를 위해서는 당연히 해야 하는 일이라고 여겼으며, 환자분이 잘 따라주니 감사할 따름이었습니다.

이 환자분께 적용한 치료 방법은 다음과 같습니다.

1 목과 어깨 주변 근육을 풀어주면서
2 어지러움의 원인이 되는 근막을 정상화시키고
3 잘못된 생활습관을 바로잡아주며
4 목과 어깨 주변의 기혈순환을 촉진시키고
5 원기를 끌어올려 근막의 정상 회복을 도와주면서
6 지나친 과음을 조심하면

괴로움과 고통에서 벗어날 수 있습니다.

일상으로 돌아가서도 건강하게 지내셨으면 하는 마음이

가장 컸습니다. 치료 기간 중 우울해하는 모습도 자주 느껴져 근막통증증후군은 잘 치료되는 증후군이고 얼마든지 다시 이전의 건강한 모습으로 돌아갈 수 있다고 확신을 드렸습니다.

건강한 일상을 유지하기 위해서는 심리적인 부분도 상당히 중요하다고 생각합니다. 다행히 이 환자분은 치료 종료 후 웃으며 한의원 문을 나섰는데 환자분을 보며 앞으로도 환자를 더 생각하고, 따뜻한 주치의가 되어야겠다는 생각이 들었습니다.

근막통증증후군이 아니더라도 다양한 어깨통증으로 고통 받고 있는 분들이 많으실 거라고 생각합니다. 용기를 내서 방문해 주시면 누구보다 따뜻한 마음으로 여러분의 통증에 공감하며 건강한 일상을 되찾아드리기 위해 노력하겠습니다.

03

겨드랑이가
뻐근하면서 저려요

"진작 견우한의원에 올 걸 그랬어요. 제가 나이는 있어도 니들 포비아(바늘 공포증)가 있어서 침을 무척이나 두려워합니다. 그래서 한의원은 딱 질색이었는데, 친한 친구가 맞을 만하다고 해서 왔는데 실제로 맞아보니 주사보다 아프지도 않고 치과 치료보다도 힘들지 않았어요. 어떤 때는 맞았는지도 모를 정도였습니다. 치료 열심히 받고 원장님 하라는 대로 잘 따랐더니 한 주 한 주 좋아지는 게 느껴져서 더욱 열심히 치료를 받을 수 있었던 것 같습니다."

견우한의원에서 치료한 적이 있는 치과의사 소개로 내원한 서울 서초동에서 변호사로 일하고 있는 60대 남자분의 사례입니다.

60대 후반임에도 관리를 잘하셔서 그런지 50대 중후반으로 보였고, 그동안 크게 병원 신세를 진 적이 없다고 했습니다.
그런데 6~7년 전부터 여기저기가 아프면서 병원에 다니기 시작하셨다고 합니다. 6~7년 동안이나 통증으로 고생했다는 말에 얼마나 많은 스트레스를 받으셨을지 걱정이 앞섰습니다.

"6~7년 전부터 목, 오른쪽 어깨, 팔 통증이 있었습니다. 그러다 최근에는 수임 건수가 많아지면서 야근이 늘었고 오른쪽 목덜미부터 팔, 양쪽 겨드랑이로 해서 뻐근하면서 저린 증상이 심해졌습니다. 아플 때마다 사무실 인근에 있는 정형외과에서 치료를 했는데 처음에는 좋아지는 듯하다가 계속해서 불편함이 있었고, 확실하게 치료를 하는 게 좋을 것 같아 4개월 전에는 대형병원에 가서 MRI 검사상 목디스크 진단을 받고 주사 치료, 도수 치료 등을 받았습니다.

병원에선 목디스크 치료는 잘 되었다고 하는데 아직도 양 겨드랑이로 해서 뻐근하면서 저린 느낌이 있어 자꾸 신경이 쓰이고 스트레스를 받습니다. 그럴 때마다 주무르거나 마사지를 하면 잠시 좋아지는 듯하지만 조금 있으면 다시 나빠져서 일에 통 집중을 할 수가 없어요. 정말 짜증납니다."

회복하고 싶은 마음에 여러 치료도 받고 검사도 했지만 호전되지 않은 상황이니 환자분 입장에서 생각해 보면 너무 답답하고 우울했을 거라는 생각이 들었습니다. 니들 포비아까지 있어서 한의원에 오지 않으려 했지만 더 이상은 참을 수 없어 방문하게 되었다고 했습니다. 몸도 아프고 마음까지 우울한 상태이니 얼마나 힘드셨을까요? 정확한 원인을 찾아 꼭 회복을 도와드리겠다고 약속드렸습니다.

환자분의 경우 장시간 고정된 자세로 컴퓨터 작업을 하면서 근막통증증후군이 생긴 듯하고, 업무 스트레스와 긴장 등도 영향을 끼친 것으로 보였습니다. 그 외에 아픈 부위에 대한 자극이 근막을 자극하면서 증상을 악화시킨 것으로 보였습니다.

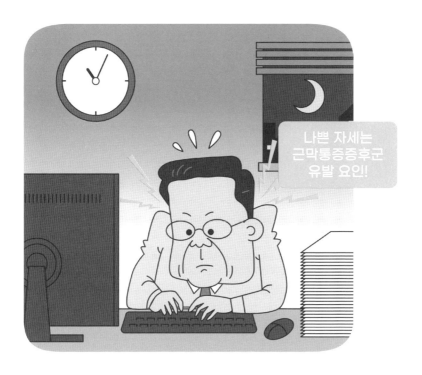

다행히 술이나 커피는 마시지 않는다고 하셔서 근막통증
증후군의 악화 요인 중 일부를 가지고 있지 않아 비교적
수월한 치료가 가능한 케이스였습니다.

근막통증증후군이 겨드랑이 불편함과 어떤 연관이 있는
지도 궁금하다고 하셔서 함께 설명해 드렸습니다.

근막통증증후군과 겨드랑이 통증

겨드랑이 불편함에 집중하면서 증상이 악화된 케이스로 해당 부위에 근육통이 같이 있다면 겨드랑이 스트레칭이나 마사지 등으로 어느 정도 좋아질 수 있지만 근육통이 해소되고 나서는 대개 증상이 발전하면서 더 심해지거나 주변 부위로 퍼지는 게 근막통증증후군의 일반적인 패턴입니다.

그래서 근육통이 있다고 하더라도 일반적인 근육통은 어떤 조치를 취하지 않더라도 대개 2~3일에서 일주일이면 자연 소실이 되기에 대응을 하지 않는 게 좋습니다. 빨리 풀거나 고통에서 벗어나기 위해서 주무르거나 마사지 등의 행위를 하면 근막에 대한 자극이 되면서 근막통증증후군이 심해질 수 있기 때문입니다.

오른쪽 겨드랑이에 몽우리가 있는 것 같기도 하다고 호소를 하였지만 외관상이나 촉진 상 별다른 이상한 점이 느껴지지 않았고, 병원 초음파 검사에서도 보이지 않았다고 합니다.

근막통증증후군 환자 중 일부에서 통증 부위를 자주 만

지거나 확인하면서 이런 증상을 느끼기도 하는데 실제 일부에서는 몽우리가 생기기도 합니다. 어떤 질병이라기 보다는 근육이 경결되거나 뭉치면서 생기는 하나의 현상으로 해당 부위에 자극을 가하지 않으면서 치료를 잘 받으면 대개는 자연소실이 되는 편입니다.

환자분께는 최대한 불편한 부위를 만지거나 마사지하지 말며, 직업 특성상 오랫동안 컴퓨터 앞에서 근무를 하기 때문에 중간중간 알려드린 스트레칭을 잠깐씩이라도 해주는 게 좋다고 말씀드렸습니다.

환자분께는 다음과 같은 치료를 진행했습니다.

1 양 겨드랑이 근육을 풀어주면서
2 불필요한 자극을 조심하고
3 잘못된 자세와 생활습관을 교정하면서
4 근막 주변의 기혈순환을 촉진시키며
5 원기를 끌어올려 근막의 정상 회복을 도와주고
6 심장의 화를 다스려 심신의 조화를 추구하면
괴로움과 고통에서 벗어날 수 있습니다.

아울러 요즘 따라 입술 주위 단순포진도 잘 생기고, 감기에 한 번 걸리면 한 달씩 지속된다고 하셨습니다. 온몸에 기력이 없고 자꾸 처지고 아침에 일어나려면 너무 고역이라고 해서 원기를 살리면서 기혈순환을 도와주는 최고의 명약 공진단을 함께 처방했습니다. 만성적인 통증이 있거나 난치성 통증, 면역 기능이 현저히 저하되어 있는 경우 제한적으로 처방하고 있습니다.

근막통증증후군뿐만 아니라 환자분이 조금이라도 불편하거나 일상생활에 어려움을 느낀다면 그런 부분까지도 세심하게 해결해 드리려고 합니다.

니들 포비아를 가지고 있었지만 환자분의 불안함을 최대한 덜어드리려 노력했고, 믿고 치료를 받아주셔서 빠른 회복이 가능했습니다. 열심히 치료에 따라주신 환자분께 진심으로 감사드립니다.

04

남편 사업이
쫄딱 망했습니다

| 40대 초반 알바 임상 사례 |

"목, 어깨, 등이 다 아프고 특히 두통과 알레르기가 심한데 숨을 쉴 수가 없어서 너무 힘들었어요. 제가 오죽하면 원장님께 숨 쉬는 법을 알려달라고 했겠어요? 정말 죽을 것 같은 느낌이 들었습니다. 황당하셨겠지만 모든 것이 힘들었어요.

사실 치료를 시작했을 때는 좋아질 수 있을까 하는 불안감이 컸지만 알려주신 주의사항 잘 지키고 열심히 치료를 받았더니 목과 어깨가 차차 편해지면서 두통, 알레르기도 사라지고 나중에는 숨도 편하게 쉴 수 있게 되었습니다. 힘들었던 모든 부분들이 해결되니 이제는 날아갈 것 같습니다."

작년에 남편은 하던 사업이 쫄딱 망하자 외국으로 도피를 했고, 이후 살던 집까지 경매로 넘어갔다고 합니다. 초등학교에 다니는 두 아이를 키우면서 알바로 근근이 생활을 하고 있는 서울 은평구 중산동에 거주하는 40대 초반 여자 환자분의 사례입니다.

"예전에도 목과 어깨, 등으로 해서 뻐근하고 결리기는 했지만 3개월 전부터 증상이 더 심해졌습니다. 병원에 가서 엑스레이도 찍었는데 아무런 이상이 없다고 합니다. 정

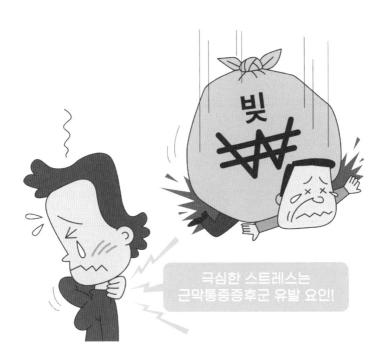

극심한 스트레스는
근막통증증후군 유발 요인!

신적인 충격으로 인한 근막통증증후군이 생긴 것이 아닌
가 의심이 된다고 했습니다.
요즘은 두통도 심하고 수면제를 먹어도 잠이 오지 않아
요. 스트레스가 너무 심해서 그런지 온몸이 가려워 알레
르기 약을 달고 삽니다. 정말 죽을 것 같아요. 저 좀 살려
주세요."

집까지 경매로 넘어가고 알바로 근근이 생활하고 있는
상태인 데다 온몸의 고통이 극심하고 스트레스로 인해
죽을 것 같다고 표현할 만큼 심각한 상황이었습니다.
대화를 하는 내내 가슴이 아프고 그동안 얼마나 괴롭고
힘드셨을지 생각하니 너무 안타깝고 걱정이 되었습니다.

우울증, 수면장애까지 있는 상태여서 근막통증증후군의
원인을 찾아 치료하는 것도 중요하지만 환자분의 심리치
료도 시급해 보였습니다.

"그동안 많이 힘드셨죠? 그래도 용기를 내서 내원해 주셔
서 정말 감사합니다. 최선을 다해서 건강한 일상을 되찾
아드릴 거예요. 힘든 일들 혼자 짊어지지 마시고 치료 받
는 동안 편하게 말씀해 주세요."

두 손을 꼭 잡아드리며 몸과 마음의 회복을 도와드리고 건강한 일상을 되찾아드리겠다고 약속드렸습니다.

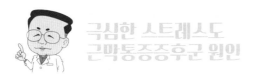

극심한 스트레스도
근막통증증후군 원인

근막통증증후군의 원인 중의 하나는 극도의 스트레스입니다. 잘못된 자세가 가장 흔한 원인이지만 그 외에 과도하면서 집중적인 스트레스도 근막통증증후군을 악화시키는 요인 중 하나입니다. 여기에 과음이나 불면 등이 더해지면서 증상은 더욱 발전하는 양상을 보입니다.

환자분은 이전에도 휴대폰을 자주 하는 편이었지만, 남편의 사업이 망한 뒤로는 더욱 집착하는 경향이 있었다고 합니다. 결국 기본적으로 가지고 있던 잘못된 자세와 갑작스런 극도의 스트레스가 만나면서 근막통증증후군이 심해진 것을 알 수 있었습니다. 다행히 술이나 커피는 가끔 한 번씩 마시는 정도라 큰 변수가 되지는 않았습니다.

전에 갔던 병원에서는 아무 이상이 없다고만 하고, 단순

히 스트레스 때문일 거라고 하니 정말 답답하고 제대로
된 치료조차 받지 못해 너무나 괴로웠다고 하셨습니다.
견우한의원은 환자분과 충분한 대화를 통해 일상에서의
원인을 먼저 찾고 더 정확한 치료 방법을 찾으려 노력합
니다.

근막통증증후군은 대개 목과 어깨에서 시작하지만 근육
이 있는 곳이라면 어디든 대상이 될 수 있습니다.

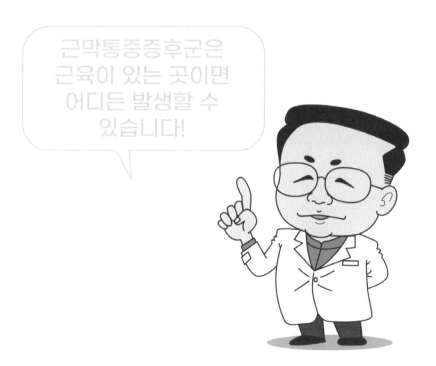

근막통증증후군은
근육이 있는 곳이면
어디든 발생할 수
있습니다!

근막통증증후군으로 날갯죽지가 아픈 일부 환자에서는 숨을 쉬기 어렵다는 호소를 종종 합니다. 바로 횡격막의 기능에 영향을 주는 능형근에 문제가 생겼기 때문입니다. 그래서 능형근 주변을 다스려 주면 이전의 편한 상태로 돌아가게 됩니다.

환자분이 숨을 제대로 쉴 수 없었던 이유에 대해서 자세히 설명을 드렸고, 치료할 수 있다는 말에 안심이 된다고 말씀해 주셨습니다.

빠른 회복을 위해서는 장시간 휴대폰에 집착하는 행동을 자제해 달라고 말씀드렸고, 엎드리거나 누워서, 혹은 돌아누워서, 화장실에서 휴대폰 사용 시간은 최대한 줄여야 한다고 당부를 드렸습니다.

치료 효과를 보기 위해서는 환자분의 심리 상태도 중요하기 때문에 심리 치료도 함께 병행하였습니다.

다음과 같은 치료를 진행했습니다.
1 목, 어깨, 등 근육을 풀어주면서
2 휴대폰 사용을 자제하고

3 능형근에 대한 불필요한 자극을 피하면서

4 근막 주변의 기혈순환을 도와주고

5 원기를 끌어올려 근막의 정상 회복을 촉진시키며

6 심장의 화를 다스려 마음의 안정을 추구하면

괴로움과 고통에서 벗어날 수 있습니다.

환자분의 경우 두통과 알레르기 증상이 외부가 아닌 극도의 스트레스로 인해 발생한 경우여서 심장의 화를 다스리는 치료를 병행하여 좋은 결과를 얻을 수 있었습니다.

같은 근막통증증후군이라 하더라도 환자마다 불편한 부분과 심리 상태, 일상생활이 다르기 때문에 충분히 파악하고 가장 맞는 치료 방법을 찾는 것이 중요합니다. 한 주한 주 나아지는 환자분의 모습을 보면서 너무 기뻤고, 꾸준히 치료를 해주셔서 감사하는 마음이 들었습니다.

이 환자분처럼 다양한 질환 때문에 몸과 마음의 고통을 겪고 있다면 적극적인 치료를 받기를 당부드립니다.

05

역대급 환자가
내원하셨습니다

| 40대 중반 만학도 임상 사례 |

"첫날 치료를 받고 이틀 정도 상태를 확인했습니다. 그리고 삼 일째 되던 날 다시 이곳을 찾았는데 기억나시죠? 원장님께서 하라는 대로 하면서 제 몸에 어떤 반응이 나타나는지 확인해 보고 싶었습니다. 그리고 알려주신 견우한의원 유튜브에서 근막통증증후군 주의사항 동영상도 찾아보았습니다. 그랬더니 정확히 이틀이 지나면서 제 몸에 변화가 생겼고, 이번에는 왠지 치료가 잘될 것 같은 확신이 들기 시작했습니다. 그런 확신 덕분에 치료도 잘 받을 수 있었고 회복도 잘된 것 같습니다. 감사합니다."

40대 중반의 나이에 한의대 입학시험을 준비 중이던 일산에 사는 남자 환자분의 사례입니다.
처음부터 치료에 매우 적극적인 자세를 보여주었고, 유튜브까지 활용해 가면서 회복까지 이어졌던 환자분이라 아직도 기억이 또렷합니다.

"10년 전부터 목, 어깨, 등, 허리, 양팔, 양손이 뻐근하고 결리고 시리고 아프고 온몸이 꿈틀대는 느낌이 있었습니다. 그전까지는 그럭저럭 참고 지낼 만했는데 1년 전부터 더 심해졌습니다. 일주일 전에 정형외과에 갔더니 X-ray 상 이상은 전혀 없고, 근막에 문제가 있는 것 같다고 했습니다. 어떤 때는 해당 부위를 도려내고 싶었고, 죽을 만한 고통은 아니고 계속해서 신경이 쓰이는 불편함을 느끼고 있습니다. 통증 때문에 잠도 제대로 못 자고 있습니다. 성격은 예민하고 강박적인 성향이 있습니다. 맥박과 경련이 느껴지면서 사람이 자꾸 이상해진다는 생각이 듭니다. 증상이 심해지다 보니 신내림이 온 건 아닌가 하는 생각도 했습니다. 욱신거리고 뻐근해서 숙면을 못 하고 잠도 중간에 깨는 경우가 많은데 그렇게 되면 다시 잠들기 힘듭니다. 이렇게 살면 뭐하나 하면서 오죽하면 아침에 눈을 뜨지 않았으면 하는 모진 생각도 했습니다. 너무 고통스럽고 하루하루가 힘듭니다. 나을 수 있는 방법이 있다면 가리지 않고 다 해보고 싶어요."

하루하루가 고통스럽고 힘이 든다는 표현까지 해주셨습니다. 견우한의원에 오기까지 얼마나 많은 생각을 하셨을까요? 나을 수만 있다면 어떤 방법이든 상관없다는 말에 마음이 아팠고, 최선을 다해 회복을 도와드려야겠다는 생각이 들었습니다.

환자분은 증상을 A4 용지에 깨알 같은 글씨로 3장에 걸쳐 세세하게 적어 오셨습니다. 증상이 생긴 시점부터 지금까지 어떤 치료를 받았고, 어떤 증상이 있는지 등의 병력에 관한 자세한 스토리를 적어 오셨습니다. 그만큼 환자가 많이 힘들었다는 방증일 것입니다. 그만큼 힘들어서 하루 빨리 병에서 벗어나고 싶은 환자의 의사표현이기도 했습니다. 근막통증증후군이 오래되거나 심한 경우 종종 볼 수 있는데 이런 환자의 경우 치료에 대한 의지도 강해 비교적 예후도 좋은 편입니다.

환자분이 적어 오신 내용들과 더욱 자세한 대화를 통해 원인을 분석할 수 있었고, 환자분 또한 긴 이야기를 통해 견우한의원에 내원하길 잘했다는 생각이 들었다고 했습니다.

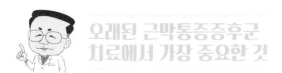

오래된 근막통증증후군 치료에서 가장 중요한 것

10년 이상 된 묵은지 근막통증증후군은 무엇보다 환자분의 의지와 노력이 중요합니다. 이럴 경우 본인만의 스타일과 해오던 확인법 및 운동들이 있는데 과감하게 용기를 내서 기존의 방식을 버리고 환자분의 지금 상태에 맞게 알려드린 주의사항을 실천하실 것을 말씀드리는 편입니다.

대개 환자분의 적극적인 협조가 있으면 치료 시작 후 빠르면 2~3주 전후, 길면 2~3달 전후면 안정된 상태로 들어가게 됩니다. 그래서 무엇보다 환자분의 협조와 초기 치료가 매우 중요합니다.

이 환자분은 근력 운동을 하면서 증상 유무를 확인하는 경향이 있다고 해서 당분간은 하지 말아달라고 지도 했

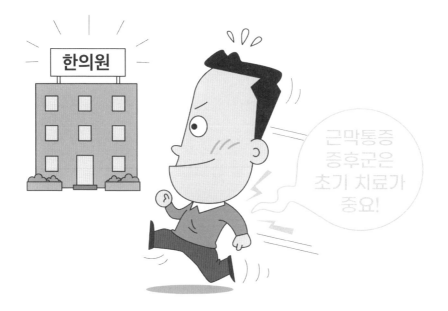

습니다. 근막통증증후군 환자들이 운동을 해도 되는지
자주 묻는데 운동 자체가 나쁜 것은 절대 아닙니다. 그런
데 운동을 하면서 자꾸 확인하는 경향이 있습니다. 그리
면서 자꾸 통증에 집착하는 경우가 많아 이로 인해 근막
이 자극되면서 증상이 악화되는 악순환을 반복합니다.
그래서 근막통증증후군을 치료하는 동안은 근력 운동을
하고 있었던 분이라면 줄이거나 일단 중단할 것을 추천
하는 편입니다. 물론 통증에 집착하지 않으면서 순수하
게 근력 운동에만 집중할 수 있다고 하면 해도 됩니다.

오랫동안 지속된 근막통증증후군의 원인에는 자신만의 운동과 확인법도 분명히 영향이 있었을 거라고 판단이 되었습니다. 그동안 해오던 방법들은 모두 버리겠다고 약속해 주셔서 너무 감사했고, 견우한의원에 대해 환자분의 신뢰도가 쌓인 것 같아 다행이라는 생각이 들었습니다.

환자들에게 직업을 자주 묻는 편입니다. 환자의 직업을 알게 되면 어떤 자세와 어떤 행동을 많이 하는지, 스트레스 정도는 어느 정도인지 대강 예측이 가능하고, 이는 환자의 질병에 어떤 식으로든 직접적·간접적으로 영향을 미치기 때문입니다. 특히 근막통증증후군 환자라면 더욱 세심한 관찰을 하는 편입니다.

환자의 경우 한의대 입시를 준비하는 수험생이라고 했습니다. 고개를 숙이고 장시간 공부하는 시간이 많을 수밖에 없습니다. 게다가 지속적인 스트레스는 덤이었을 것입니다.

공부로 인한 스트레스는 어찌할 수 없더라도 바른 자세의 중요성은 반드시 알리고 싶었습니다. 가급적 시선을 눈높이로 하면서 엎드리거나 누워서, 돌아누워서, 화장실에서 휴대폰이나 책을 보지 말라고 지도했습니다. 또한 장시간 공부를 하기 때문에 중간중간 쉬는 시간이 꼭 필요하다고 말씀드렸습니다.

책을 볼 때도 책상에 그냥 올려놓고 보지 말고 독서대를 사용하며, 독서대 밑에 책을 괴어 책 화면의 가운데가 눈높이에 오도록 조정할 것을 부탁드렸습니다. 아울러 증상을 확인하기 위해 아픈 곳을 자극하거나 만지지 말 것을 지도했습니다.

근막통증증후군이 오래되거나 심한 환자의 경우 상담 시간을 길게 하면서 환자가 어떤 행동이나 동작을 하는지 유심히 살펴봅니다. 손이 어디로 가는지, 어떤 동작을 하는지, 혹은 어딘가를 풀려고 스트레칭이나 특정 행동을 하는지 세세히 체크합니다.

환자가 만지는 곳, 손이 가는 곳, 자극하는 곳이 가장 불편한 부위일 확률이 높고, 그곳을 잘 치료하는 것이 근막통증증후군 치료의 결정적 체크 포인트가 됩니다. 그곳을 잘 다스리느냐, 그렇지 않으냐에 따라 환자의 치료 기간 및 불편함, 치료에 대한 만족 정도는 상당한 영향을 받기 마련입니다. 단순히 환자 말만 듣고 판단하는 것이 아니라 환자의 작은 행동도 유심히 살펴보고 관찰해야 더욱 정확한 치료를 할 수 있습니다.

환자분께 적용한 치료 방법은 다음과 같습니다.

1 전신이 다 아픈 경우는 전체 근육을 자극하기보다는 가장 아픈 곳을 포인트로 치료를 시작하면서 일정 기간이 지나서도 불편하다고 하면 해당 영역으로 치료 부위를 확대하며
2 근막의 정상화를 도와주고
3 일상생활에 장애가 되는 통증을 줄여주며
4 잘못된 자세를 교정하고
5 전신의 기혈순환을 촉진시키며
6 원기를 끌어올려 근막의 정상화를 도와주고
7 심신의 조화를 추구하면서
8 아픈 곳에 대한 불필요한 자극을 하지 않고
9 목, 어깨, 허리의 바른 정렬을 도와주면

괴로움과 고통에서 벗어날 수 있습니다.

"원장님 말씀대로 그동안 해왔던 확인 방법이나 운동은 하지 않고 알려주신 주의사항들과 스트레칭을 하니 정말

빠르게 좋아진 것 같습니다. 너무 오랫동안 가지고 있던 병이라 걱정했는데 다시 건강한 모습으로 돌려주셔서 감사합니다. 이제는 자다가 깰 일도 없고 공부에만 집중할 수 있어서 행복합니다."

치료를 하면서 수면 문제도 해결이 되었고, 무엇보다 환자가 행복하다는 말을 했을 때 주치의로서 무한한 보람을 느끼고 감사하고 또 감사한 마음이 듭니다.

같은 질환이더라도 증후군을 유발한 원인이 다르기 때문에 시간이 걸리더라도 환자분의 이야기를 끝까지 들어드리고 마음까지 치유해 드리려 노력합니다.

근막통증증후군 때문에 몸과 마음의 고통이 심하다면 한시바삐 적극적인 치료를 꼭 하셨으면 합니다. 누구보다 따뜻한 마음으로 환자분을 이해하고, 회복할 수 있도록 끝까지 도와드리겠습니다.

06

턱이 항상
뻐근한 분만 보세요

| 30대 초반 카페 사장님 임상 사례 |

"목과 어깨가 뻐근한 것도 문제지만 그러려니 하면서 살았습니다. 그런데 특히 턱이 너무 아파서 밥 먹을 때가 되면 고역이었는데 이제는 정말 편합니다. 어제 저녁에는 쳐다보지도 않던 오징어도 먹었다니까요. 예전에는 씹는 게 힘들어서 딱딱하거나 부피가 큰 음식은 쳐다보지도 않았는데 먹는 자체가 행복이 될 줄은 몰랐습니다. 요즘은 잠도 푹 자서 그런지 아침에 개운해서 날아갈 것만 같습니다."

양쪽 턱이 불편하여 먹는 것조차 고역이었지만 이제는

행복하다는 표현을 해주신 서울 성동구 옥수동에 살면서
카페를 운영하는 30대 초반 여자 환자분의 사례입니다.

"10년 전부터 양쪽 턱이 불편했고 특히 오른쪽 턱이 심했
습니다. 불편하면 목을 돌려 '우두둑' 하면서 긴장이나 불
편함을 해결하곤 했습니다. 오른쪽 턱에 항상 뻐근함이
있었고 스트레스를 받으면 더 심해집니다.
구강내과에서는 심하지는 않지만 오른쪽 연골이 약간 닳
았다고 했고, 근막통증증후군이 있다고 해서 보톡스 치
료도 받고 있습니다. 그런데 주사를 맞으면 조금 덜하지
만 일정 시간이 지나면 다시 심해지기를 반복합니다.
정형외과도 다녀봤는데 뼈에는 이상이 없지만 신경성으
로 근막통증이 생기면서 목, 어깨, 양 날갯죽지, 양 날개
뼈, 양턱에 있는 근육과 양 흉쇄유돌근이 항상 긴장 상태
로 굳어 있는 것 같다고 했습니다. 아픈 곳이 너무 많아서
당시에는 당황스러웠습니다. 할아버지, 아버지는 알코올
중독이 있었고, 술에 관대한 분위기이다 보니 어려서부
터 술을 접해 알코올병원 폐쇄병동에 1년 정도 입원을 하
기도 했습니다. 우울증, 양극성 장애, 식이장애가 있어 정
신과 치료도 받고 있는데 최근에 식이장애는 많이 좋아
졌습니다. 소화가 잘 안 되는 편이고 잠도 하루에 1~2시

간 정도밖에 못 잡니다. 근막통증증후군을 떠나서 사는 것 자체가 너무 고통이고 스트레스입니다."

환자분의 긴 이야기를 듣고 어떻게 말씀드려야 할지 조심스러웠습니다. 우울증에 수면장애, 식이장애까지 동반한 상황이라 근막통증증후군도 문제지만 환자분의 심리 상태가 매우 걱정이 되었습니다. 더 이상 혼자 고민하지 말라는 말과 함께 힘들었던 부분들을 모두 해결해 드리겠다고 약속드렸습니다.

술과 커피는
근막통증증후군 악화 요인!

알코올 중독이라는 유전적 요인과 스트레스라는 정신적 요인 그리고 술과 커피라는 외부적 요인이 복합적으로 작용하여 근막통증증후군을 만든 것으로 보였습니다.

환자분의 경우 알코올 중독 병력이 있고, 최근까지 바리스타를 했으며, 커피를 좋아해 술과 커피에 늘 노출되는 경향이 있었습니다.

술과 커피는 근막통증증후군을 악화시키는 대표적인 외부 요인 중 하나이기에 둘 다 끊으면 좋지만 이런 경우 금단 증상이나 불편함이 너무 심할 수 있습니다. 가끔 한 번 정도는 괜찮지만 너무 자주 혹은 지나치게 생각나면 마시지 말고 입에 잠시 머금었다가 가글처럼 양치를 한 다음 뱉는 것도 한 가지 방법이라고 알려드렸습니다. 무작정 끊으라고 하기보다는 여러 상황을 고려하여 최대한 환자분께 맞는 방법을 찾아드리려고 합니다.

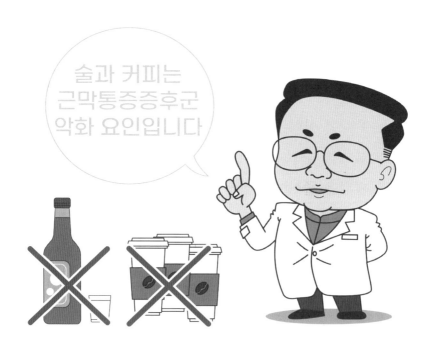

술과 커피는
근막통증증후군
악화 요인입니다

또한 스트레스를 받으면 증상이 더 심해진다고 하여 가급적 스트레스를 줄이고 그런 환경에 노출되지 않도록 사전에 조치를 하는 것도 좋다고 알려드렸습니다.

인생을 살아가면서 스트레스 없이 살 수는 없습니다. 환자분의 경우 잠을 1~2시간밖에 못 잘 정도로 불면이 심하기 때문에 스트레스에 더 취약할 수밖에 없다고 판단되었습니다. 따라서 불면 유발 요인을 하나씩 제거하는 노력도 필요하다고 지도했습니다.

견우한의원에서 치료하는 동안에는 근막통증증후군에 국한된 대화가 아니더라도 환자분이 가지고 있는 여러 고민과 스트레스 유발 원인에 대해서 언제든지 편하게 말씀해 주셔도 된다고 일러드렸습니다.

평소 목이나 어깨, 등이 결리면 주무르거나 마사지 숍 등을 이용하는 경우가 많다고 하여 해당 근육에 대한 불필요한 자극을 줄이고 중간중간 아이스팩을 10~20분 전후로 하여 하루에 2~3회 전후로 할 것을 지도했습니다. 아이스팩을 할 때도 해당 근육을 누르거나 비비기보다는 살포시 올려두고 너무 차가워지면 위치를 조금씩 바꿔가면서 실행할 것을 부탁드렸습니다. 아울러 시선을 눈높이로 하는 바른 자세의 중요성도 알려드렸습니다.

환자분이 가지고 있는 근막통증증후군의 원인이 대부분 일상생활에서 발견되었기 때문에 치료도 중요하지만 무엇보다 티칭해 드렸던 주의사항을 잘 지켜야 한다는 점을 한 번 더 강조해 드렸습니다.

환자분의 경우 불편한 증상이 다양한 영역에 걸쳐 있고, 오래되다 보니 주위에 유명하다는 병원이나 한의원이 있으면 멀어도 마다하지 않고 찾아가서 몇 번 치료를 받아보고, 맞지 않는다 싶으면 바로 치료를 그만두는 병원 쇼핑을 하는 경향이 있었습니다.

일단 한 곳의 한의원이나 병원에 가면 최소 한 달에서 두 달 정도는 경과를 보면서 지켜보는 게 좋다고 알려드렸습니다. 특히 환자분처럼 치료 영역이 넓고 오래되고 여기저기가 아픈 경우 치료 포인트를 어느 곳에 두는가에 따라 느끼는 효과의 정도나 만족도는 확연히 달라질 수 있기 때문입니다.

충분한 대화와 설득 끝에 환자분은 끝까지 치료를 받겠다고 약속해 주셨고, 그동안 의문점을 가지고 있던 부분에 대해서도 자세하게 설명해 드렸습니다.

환자분이 병원 쇼핑을 하게 된 이유는 치료가 자신과 맞지 않는 점도 있었지만 왜 근막통증이 생기게 되었고, 이 질환이 대체 무엇이며, 앞으로 어떻게 치료할 것인지에 대한 제대로 된 설명을 한 번도 듣지 못했다고 하셨습니다. 견우한의원은 해당 질환과 앞으로의 치료에 대해 환자분이 충분히 이해할 수 있도록 설명해 드리려고 노력합니다.

양 턱이 불편한 환자분께 적용한 치료 방법은 다음과 같습니다.

1 술과 커피를 조심하고

2 가급적 스트레스를 줄이면서

3 뻐근한 턱을 풀기 위한 본인만의 방법을 실행하지 말고

4 부피가 크거나 딱딱한 음식을 자제하며

5 목, 어깨, 등, 흉쇄유돌근, 턱 주변 근육을 풀어주고

6 기혈순환을 시켜 근막을 정상화하면서

7 원기를 끌어올려 재발을 막아주고

8 턱관절의 바른 저작과 정렬을 도와주면

괴로움과 고통에서 벗어날 수 있습니다.

"이번에도 한두 번 다니다가 다른 병원으로 옮기겠지 생각했는데, 원장님과 대화를 하면서 근막통증증후군에 대해 정말 많이 알고 계신다는 생각이 들었습니다. 이런 분이라면 믿고 따라가도 되겠다는 확신이 들었습니다. 주의사항도 확실하게 알려주시고 올 때마다 확인하는 모습에서 치료에 대한 자신이 생겼습니다. 한 주 한 주 달라지는 모습도 보이고, 무엇보다 잠도 잘 자고 통증이 줄어드니 스트레스를 받는 일도 줄어서 너무 행복했습니다. 카페 운영도 이전보다 수월하고 일상이 달라진 게 느껴져서 좋았습니다. 10년 동안 가지고 있던 고질병을 치료해주셔서 정말 감사합니다."

견우한의원을 통해 일상이 달라졌다고 말씀하시고, 행복하다고 말씀해 주시니 주치의로서 많은 보람을 느꼈습니다. 올바른 치료를 한 것도 맞지만 환자분이 주치의를 믿고 끝까지 따라주셔서 가능했던 결과라고 생각합니다.

이 환자분처럼 오랫동안 고질병처럼 질병을 갖고 계시다면 더 이상 고민만 하지 마세요. 올바른 주치의를 만나 치료를 하면 지금보다 더 나은 일상을 되찾을 수 있습니다.

07

교통사고 후
여기저기가 아픕니다

| 50대 초반 은행원 임상 사례 |

"분명 아픈 건 아닌데 설명할 수 없는 불편함이 목, 어깨, 날갯죽지, 날개뼈, 겨드랑이, 가슴에 있어서 정말 힘들었는데 원장님이 싹 고쳐주셔서 너무 좋아요. 블로그를 보고 이건 내 증상이라 여기에 가면 나을 수 있겠다는 생각이 들어서 왔는데 오길 정말 잘한 것 같습니다."

근막통증증후군으로 고생하다가 견우한의원을 통해 회복하신 서울 영등포구 대림동에 사는 50대 초반 여자 은행원의 사례입니다.

"작년 2월에 강변북로에서 교통사고가 난 후 목과 양어깨가 뻐근하면서 결리기 시작했습니다. 큰 사고도 아니었던 것 같은데 그 이후 증상이 점점 퍼지면서 왼쪽 날갯죽지로 해서 날개뼈, 왼쪽 겨드랑이, 왼쪽 가슴 밑까지 불편합니다.

아픈 건 분명히 아닌데 신경이 쓰이는 불편함이 기분을 나쁘게 합니다. 사고 직후 정형외과에서 X-ray상 약간의 경추디스크를 의심할 수 있다고 했습니다. 호전되지 않는 것 같아 최근 대학병원에서 MRI 검사도 했는데 경추디스크가 있어 보이기는 하지만 이 정도의 통증을 유발할 정도는 아니고 근막통증증후군 때문인 것 같다고 했습니다. 평소에 건강 관리를 잘했던 터라 교통사고 이전에는 병원을 모르고 살았습니다. 그런데 교통사고 이후에는 유명하다는 병원이나 한의원은 다 가보고 있는데 치료는 되지 않고 이번이 벌써 몇 번째 병원인지 모르겠습니다."

교통사고 이전에는 건강 관리를 잘했고 병원이 어디에 있는지, 왜 사람들이 병원에 가는지도 모르고 살 정도로 건강에 자신이 있었다고 합니다. 그런데 교통사고 이후 근막통증증후군이 생겨 여러 병원에서 검사와 치료까지 받고 있는데, 이런 적이 없어 당황스럽기도 하고 병원에 가도 치료가 되지 않아 너무 힘들고 지쳤다고 하셨습니다.

건강하던 몸이 한순간에 무너지니 환자분의 마음이 얼마
나 좋지 않으셨을까요? 교통사고 이후에 근막통증증후군
이 생겼다는 걸로 볼 때 외상으로 인해 발생한 것으로 보
였습니다.

정확한 원인을 파악했으니 주의사항과 함께 꾸준하게 치
료를 받으시면 건강한 일상을 되찾을 수 있을 거라고 말
씀드렸습니다. 이미 전에 여러 병원과 한의원을 다녀봤
지만 치료가 되지 않아 의료기관에 대한 의심과 불신을

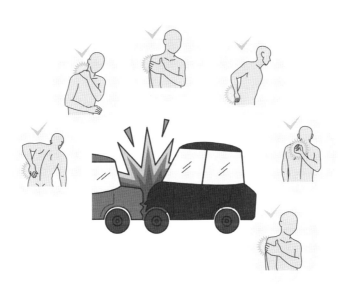

가지고 있어서 환자분의 심리를 더 들여다볼 필요가 있었습니다.

뻐근함, 결림, 당김, 쪼임 등 불편함이 주증상

근막통증증후군은 강박적이거나 집요하거나 집착하는 성격을 가지고 있거나, 자기 관리가 철저한 사람들이 극도의 긴장과 스트레스 상황에 놓이면서 발생하는 증후군으로 여기에 잘못된 자세, 과음, 과로 등이 더해지면서 발전하게 됩니다. 물론 별다른 원인 없이 특발성으로 발생하거나 외상으로 발병하기도 합니다.

오십견이나 어깨석회성건염처럼 극통을 유발하지 않기에 처음부터 병원을 찾기보다는 증상이 심해지면서 더 이상 조절할 수 없을 때가 돼서야 치료를 시작하는 경우가 많습니다.
그런데 그것도 쉽지 않은 것이 아픈 통증이 아니라 뻐근함, 결림, 당김, 쪼임, 서늘함, 화끈거림 등의 거슬리는 불편함이기에 병원에 가서 설명하기도 힘든 증상을 보입니다.

그러다 보니 일부 병원에서는 정신과로 전원을 하는 경우도 있습니다. 그래서 무엇보다 근막통증증후군을 많이 보는 한의원이나 병원에 가서 초기에 진료를 보는 것이 좋습니다.

환자분의 경우 평소 자전거를 즐겨 탄다고 했습니다. 자전거를 장시간 타게 되면 목과 허리에 부담을 줄 수 있어 목디스크를 악화시킬 수 있기에 다른 운동으로 바꿔보는 것도 좋을 것 같다고 말씀드렸습니다. 하지만 전환이 쉽지 않다면 중간중간 쉬는 시간을 정해서 맥켄지 신전법을 하는 게 목디스크 예방 및 치료에 도움을 줄 수 있다고 알려드렸습니다.

진료실에서 보니 자주 아픈 부위를 주무르고 스트레칭을 계속하기에 불필요한 자극으로 인해 오히려 증상이 나빠질 수도 있다고 알려드렸습니다. 그래서 치료하는 동안은 별도의 스트레칭이나 마사지를 하지 말 것을 당부드렸습니다. 치료 진행 상태에 따라서 필요하면 관련 스트레칭이나 운동을 알려드리겠다고 말씀드렸습니다. 폼롤러도 주기적으로 한다고 해서 치료하는 동안은 잠시 쉴 것을 부탁드렸습니다.

술은 한 방울도 마시지 않는다고 했지만 커피는 하루에 3~4잔 정도를 마신다고 하여 수면장애를 유발할 수 있기에 가급적 모닝커피로 드실 것을 추천해 드리고, 양이나 횟수를 줄이는 게 좋다고 알려드렸습니다.

치료를 꾸준히 받는 것도 중요하지만 재발이 없는 건강한 일상을 위해서는 주의사항을 잘 지키는 것이 매우 중요하다는 점을 다시 한 번 당부드렸습니다.

"블로그에서 본 대로 정말 꼼꼼하게 알려주시는 것 같네요. 여러 병원을 가보았지만 '치료만 받으면 해결 된다' 이런 말만 들었지 제 질환에 대한 설명이나 주의사항 같은 내용은 견우한의원에서 처음 들어본 것 같습니다."

처음 내원했을 때와 달리 불안과 의심이 많이 줄어든 상태였고, 견우한의원을 믿어주신다고 하니 환자분께 너무 감사하는 마음이 들었습니다.

이미 이 병원, 저 병원 다녀보신 환자분들은 몸도 마음도 지친 상태로 오시기 때문에 심리적인 부분을 먼저 들여다본 다음 믿고 치료해도 되겠다는 긍정적인 마음을 가지게 되었을 때 치료를 시작하는 것이 좋다고 생각합니다.

환자분께 적용한 치료 방법은 다음과 같습니다.

1 치료하는 동안 자전거 타기를 피하고
2 불편함에 집착하지 않으면서
3 통증 부위를 해소하기 위한 본인만의 무언가를 하지 말며
4 목, 어깨, 등, 겨드랑이, 가슴 근육을 풀어주면서
5 기혈순환을 정상화시켜 근막을 풀어주고
6 원기를 끌어올려 재발을 막아주면서
7 목, 어깨, 등의 바른 정렬을 도와주면
괴로움과 고통에서 벗어날 수 있습니다.

교통사고 트라우마가 함께 남아있어 심리치료도 함께 병행하였습니다. 당장 몸에 느껴지는 고통을 치료하는 것도 중요하지만 마음의 병도 함께 치료해야 비로소 건강한 일상을 되찾을 수 있습니다.

후기를 보시고 내원하는 환자분들이 많습니다. 후기를 보고 왔지만 여전히 불안해하고 의심하는 경우도 많습니다. 괜찮습니다. 말로만 회복을 도와드리겠다가 아닌, 환자분이 직접 몸과 마음으로 느낄 수 있게 최선을 다하겠습니다.

08

멀리 LA에서 왔습니다

| 50대 중반 세탁소 사장님 임상 사례 |

"왼쪽 골반의 쓰라린 불편함이 씻은 듯이 사라져서 너무 편합니다. 잠을 잘 때도 불편함이 전혀 없어요. 이제는 벨트 있는 바지도 잘 입습니다. 제가 오죽하면 쓸리는 부위를 잘라서 팬티나 속옷을 걸쳤을까요? 목디스크 수술만 끝나면 불행 끝, 행복 시작인 줄 알았어요. 수술 후 이렇게 고생할 줄 몰랐습니다. LA에서 귀국하자마자 견우 한의원에 방문하길 정말 잘한 것 같습니다."

LA에서 근막통증증후군 치료차 내원하신 50대 중반 여자 환자분의 사례입니다. 현지에서 세탁소를 운영하고 계시며, 갑상선기능항진증과 자궁근종 수술 병력이 있었습니다.

이번에는 확실하게 치료할 목적으로 3개월 일정을 잡고 귀국했다고 하셨습니다. 시간이 더 필요하다면 얼마든지 연장해서라도 치료를 하고 LA로 돌아갈 거라는 말씀도 하셨습니다. 당시 환자분과의 이야기를 떠올려 보면 고통이 극심했을 거라는 생각이 듭니다.

"LA에서 작년 5월 목디스크 수술을 위해 골반 뼈를 잘랐습니다. 그 이후부터 왼쪽 골반 주위로 설명하기 힘든 이상한 통증이 생겼습니다. 아프다기보다는 쓰라린 느낌, 따끔한 느낌, 고춧가루를 뿌린 듯한 화끈거림으로 뭔가 스치거나 닿거나 걸리면 더 신경이 쓰입니다. 스트레스를 받거나 잠을 못 자면 더욱 심해집니다.

병원에서는 수술도 잘 되었고 시간이 지나면 좋아질 거라고 했습니다. 그런 말을 들은 지 벌써 1년이나 지났지만 설명하기 힘든 이상한 통증은 점점 심해졌고, 한국에 오자마자 MRI부터 찍었습니다.

목디스크 수술은 잘됐고 골반이나 신경에도 전혀 이상이 없다고 하는데 왜 계속해서 골반 부위가 쓰라리면서 아리고 따끔한 불편함이 나타날까요? 대학병원에도 가보았는데 거기서는 근막에 문제가 생긴 것 같다고 했습니다. 상담하는 지금도 골반 쪽으로 계속 신경이 쓰여서 미치겠습니다."

분명 수술이 잘 되었다고 하지만 이역만리에서 수술 이후 왼쪽 골반 주위로 설명하기 힘든 이상한 통증에 계속 시달리고 있는 상황이었습니다.

환자분의 입장에서 생각해 보면 얼마나 힘들고 답답한 상황일까요? 쓰라리고 따끔하고 화끈거리는 불편함이 지속되면서 극심한 스트레스를 받았을 것입니다. 원인부터 차근차근 분석하여 올바른 치료 방법을 찾아 회복을 도와드리겠다고 약속드렸습니다.

근막통증증후군 = 만성불편증후군

환자분의 경우 이전에는 이와 비슷하거나 유사한 증상이 전혀 없었다고 합니다. 종합적인 상황으로 볼 때 수술로 인한 근막통증증후군이 의심되었습니다.

근막통증증후군은 강박적으로 집착하는 성격이나 자기

관리가 철저한 사람이 고도의 스트레스에 노출되거나, 습관적으로 잘못된 자세를 하거나, 외상, 별다른 이유 없이 특발성으로 인해 발생할 수 있는 만성불편증후군입니다.

참을 수 없을 만큼의 불편은 아니지만 신경이 쓰이는 정도의 불쾌함이다 보니 처음부터 치료를 하기보다는 도저히 통제가 안 되는 상황이 돼서야 치료를 시작하는 경우가 많다 보니 만성화되기 쉬운 증후군입니다.

이 환자분은 따끔거리고 화끈거리는 느낌이 있어서 예전에 대상포진에 걸린 기억이 떠올랐다고 하셨습니다. 또다시 대상포진에 걸렸나 하면서 아무리 관찰해도 피부에는 아무런 변화나 이상이 없어 더욱 이상한 생각이 들었다고 합니다.

환자분이 호소하는 증상은 대상포진이 아닌 근막통증증후군 증상으로 너무 걱정할 필요는 없다고 설명해 드렸습니다.

옷이 스치거나 하면 따끔거리고 신경이 쓰이고 불편하여 왼쪽으로 돌아누워 자는데 이때 왼쪽 골반 부분이 바닥에 닿으면 신경이 쓰여서 자는 게 너무 힘들다고 하셨습니다. 일이 끝난 후에는 수면도 중요한데 계속 신경이 쓰이니 얼마나 불편하셨을까요?

심지어는 왼쪽 골반을 자극하는 팬티 부위를 도려내서 걸쳐 입을 정도라고 했습니다. 허리에 벨트라도 하면 왼쪽 골반으로 쪼여오는 느낌마저 있어서 벨트는 아예 생각도 못 한다고 하셨습니다. 그러다 보니 바지는 입을 생각도 못 하고 치마만 입게 되는 안타까운 상황이었습니다.

얼마나 불편하고 스트레스를 받으셨을까요? 당장이라도 환자분의 고충과 고통을 해결해 드리고 싶은 마음이 너무 컸습니다. 치료도 중요하지만 일상에서 도움이 될 만한 주의사항을 먼저 티칭해 드렸습니다.

1 왼쪽으로 돌아누워 잘 때 다리를 조금 구부리고 자기
2 힘들 때에는 오른쪽으로 돌아누워서 자기
3 근막통증증후군이 다 치료되고 난 후에는 천장을 보고 자기
4 불편한 부위를 만지거나 마사지하지 않기
5 불편한 부위에 대한 무대응이 힘들다면 아이스팩, 딴생각, 빨리 걷거나 가벼운 조깅 등으로 불편에 대한 생각을 잠시 다른 곳으로 돌리기

잠시라도 가만히 있지 못할 정도로 아프고 불편해서 계속해서 왼쪽 골반에 손이 간다고 했습니다. 탁탁 쳐보기도 하고 긁어 보기도 하고 때려 보기도 하는데 그럴 때만 잠시 좋아지고 조금 지나면 또다시 불편하고, 이런 상황이 이어지면서 더 심해지는 것 같고, 자꾸 예민해지면서 이상해지는 것 같아 스트레스가 이만저만이 아니라고 하셨습니다.

이런 경우 근막을 자극하게 되면 증상이 주변으로 퍼지는 경우가 일반적입니다. 절대로 해당 부위를 만지거나 마사지하지 않는 게 좋습니다.

근막통증증후군은 불편함에 대응하다 보면 마치 개미지옥에 빠지는 것처럼 통증의 덫에 사로잡히게 됩니다. 해당 통증에 대응하지 말고 무대응으로 일관하는 게 치료의 기본 원칙입니다. 만약에 무언가를 하고 싶다면 아이스팩, 딴생각, 빨리 걷기나 가벼운 조깅 등으로 불편에 대한 생각을 잠시 다른 곳으로 돌리는 방법을 활용하는 게 좋습니다.

"원장님이 이렇게 자세하게 설명해 주시니 LA에서 치료

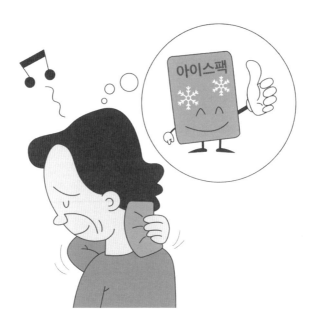

받으러 오길 잘했다는 생각이 드네요. 정신과에 가봐야 하나 하면서 별의별 생각을 다했습니다. 수술도 잘되었다고 했는데 이상하게 몸이 더 안 좋아지는 느낌이 들었는데 제 질환에 대해 이제야 제대로 알게 된 것 같습니다."

이 환자분께 진행했던 치료 방법은 다음과 같습니다.

1 아픈 곳을 만지거나 마사지 하지 말고

2 다리를 꼬지 말며

3 자신만의 확인이나 관련 스트레칭을 하지 말고

4 골반 주변 근육을 풀어주면서

5 기혈순환을 원활하게 하여 근막을 정상화시키고

6 원기를 끌어올려 트리거 포인트 생성을 막아주면서

7 허리와 골반의 바른 정렬을 도와주면

고통과 괴로움에서 벗어날 수 있습니다.

회복하고 싶다는 환자분의 의지가 누구보다 강했고 저 또한 최선을 다해 치료에 임했습니다.

환자분도 '목디스크 수술 이후처럼 또다시 재발하거나 다른 곳이 아프면 어쩌나?' 걱정하면서 치료 초반에는 불안해 하셨는데 점차 좋아지는 몸 상태를 보면서 걱정도 많이 사라지고 치료에 대한 확신이 커졌다고 합니다.

환자분의 회복을 도와드리려면 가장 먼저 환자분의 심리적인 부분을 들여다보고 가장 고통을 받고 있는 부분과 고충을 들어드리고 해결해 드리는 것이 먼저라고 생각합니다.

환자마다 고통과 질환은 다르겠지만 그로 인해 받는 스트레스와 우울함은 비슷할 거라고 생각합니다.

견우한의원에 오시는 환자분들은 앞으로의 건강한 일상을 위해서라도 긍정적이고 긴강한 마음으로 치료를 받으셨으면 좋겠습니다. 시간이 길어지더라도 따뜻한 마음 한 번 더 나누려고 노력합니다.

09

치통, 편두통까지 생겼습니다

| 40대 초반 IT개발자 임상 사례 |

"치통에 편두통까지 생겨서 일할 때도 너무 힘들고 스트레스를 너무나 많이 받았는데 잘 고쳐주셔서 감사합니다. 이제는 목, 어깨, 등도 뻐근하거나 결리지 않고 정말 가벼워졌습니다. 몸이 좋아진 만큼 못 했던 운동도 다시 시작해 보려고 합니다."

서울 용산구 한남동에 거주하는 40대 초반 남자 IT개발자 환자분의 사례로 평일에는 수원으로 출퇴근을 하고 있어 주말에만 치료가 가능했습니다. 주말에는 빠짐없이 꾸준히 내원하셔서 빠른 회복이 가능했던 근막통증증후군 사레입니다.

"항상 목, 어깨, 등이 뻐근하고 결리는데 일주일 전부터 더 심해졌습니다. 심하게 뭉친 지는 벌써 2~3년 정도 되었어요. 최근에는 편두통도 심해서 일할 때 너무 불편합니다. 오른쪽 어금니도 욱신욱신하며 시리고 예민해져서 치과에 갔는데, 아무런 문제가 없다고 했습니다. 근막통증증후군 때문에 그런 것 같다고 했습니다. 오른쪽 날갯죽지가 당기면서 쪼이고 소화도 안 됩니다. 여러 통증 때문에 잠도 설치고 사는 게 사는 것 같지가 않아요."

근막통증증후군으로 여러 통증을 겪고 있어 사는 것 같지 않다고 표현해 주신 상황이었습니다. 견우한의원에 오시기까지 얼마나 많은 생각을 하고 오셨을까요? 주치의로서 마음이 정말 아팠습니다.

다른 문제가 있나 해서 치과에도 가보았지만 문제가 없었고 근막통증증후군인 것 같다고만 들어 답답한 마음이었다고 했습니다. 일에 집중해야 하는 상황에서 편두통에 소화불량까지 밀려오니 환자분 입장에서 얼마나 우울하고 심적으로 힘드셨을까요?

우울했던 마음을 먼저 헤아려 드리고, 일상 속에서 어떤 원인이 있나 충분한 대화를 통해 찾아보았습니다.

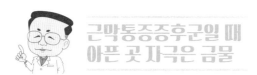

환자분의 경우 IT 관련 직종에 10년 이상 종사하면서 장시간 컴퓨터 앞에서 작업을 하는 일이 생활화되어 있다고 하셨습니다. 이로 인해 습관화된 잘못된 자세와 업무로 인한 긴장과 스트레스에 장시간 노출되면서 근막통증증후군이 생긴 것으로 보였습니다.

당연히 해야 할 일이라고 생각했고, 스트레스를 받는지도 몰랐다고 표현해 주셨습니다. 다행히 근막통증증후군을 악화시킬 수 있는 술이나 커피는 마시지 않는다고 하셨습니다.

최근까지도 너무 통증이 심할 때면 마사지를 받기도 했는데 일단 받으면 당장은 좋아지지만 조금 지나면 나빠지기를 반복한다고 했습니다. 근막통증증후군은 근육통과 달리 아픈 부위에 무리한 자극을 가하게 되면 증상이 더욱 나빠질 수 있기에 아픈 곳에 대한 불필요한 자극을 하지 말 것을 부탁드렸습니다.

근막통증증후군으로 인해 흔하게 볼 수 있는 연관통으로 편두통이 있습니다. 그 외에 일부에서 턱관절 근육에 문제가 생기면서 치통, 어지럼증, 이명을 호소하기도 합니다. 이럴 때 환자분처럼 치과에 가서 아무리 검사를 해보아도 아무런 이상이 나오지 않으며, 아픈 통증이 아니라 욱신하거나 시리거나 뻐근한 불편함을 호소합니다.

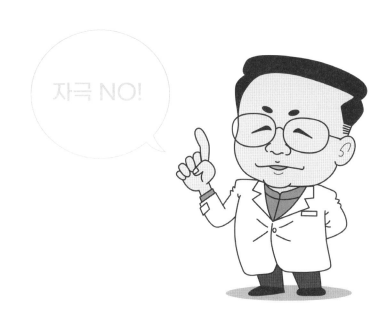

환자분의 경우 긴장하거나 스트레스를 받으면 이를 악무는 습관이 있다고 했는데 그런 동작을 무리하게 반복적으로 하다 보면 턱관절뿐만 아니라 근막통증증후군이 심해질 수 있기에 하지 말 것을 부탁드렸습니다.

근막통증증후군 환자 중에 소화가 안 되거나 수면장애가 있는 경우가 더러 있습니다. 특히 근막통증증후군이 심해지면 같이 심해지는 경우가 있는데 이런 증상들은 근막통증증후군이 좋아지면 증상이 차차 사라지게 됩니다.

"원장님 이야기를 듣기 전까지는 근막통증증후군과 관련해서만 치료를 하고 설명해 주실 줄 알았는데 제가 중간에 말했던 편두통이나 소화불량 같은 작은 증상들도 잊지 않고 콕 집어서 잘 설명해 주시는 것 같아요. 모두 근막통증증후군과 관련이 있고 치료하면 나아질 수 있다고 하니 마음이 한결 편합니다."

빠르게 치료를 하는 것도 중요하지만 환자가 주치의를 믿고 긍정적으로 치료받을 수 있게 하는 환경 조성이 환자의 치료를 돕는 첫걸음이라 생각합니다. 작은 증상들 하나하나 놓치지 않고 치료해서 건강한 일상을 완벽하게

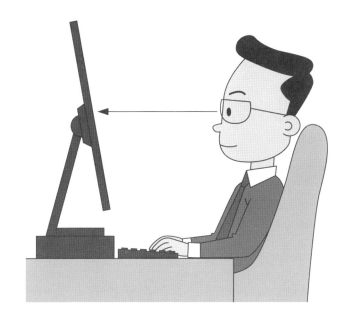

찾을 수 있도록 늘 최선을 다하려 합니다.

이 환자분께 진행했던 치료 방법은 다음과 같습니다.

1 시선을 눈높이로 하면서

2 중간중간 맥켄지 신전법을 하고

3 아픈 부위에 대한 불필요한 자극을 하지 말며

4 목과 어깨, 턱 주변 근육을 풀어주면서

5 기혈순환을 시켜 근막을 정상화하고

6 원기를 끌어올려 근막을 활성화시키며

7 목, 어깨, 등, 턱의 바른 정렬을 도와주면

고통과 괴로움에서 벗어날 수 있습니다.

직업과 거리 특성상 주말에만 진료가 가능했지만, 꾸준히 빠짐없이 내원해 주서서 빠른 치료가 가능했고, 무엇보다 환자분의 긍정적인 치료 의지가 있어 빠른 회복이 가능했습니다.

늘 먼 거리에서도 꾸준히 내원하여 치료에 임해주시는 환자분들을 보면 감사하고 또 감사한 마음이 듭니다. 몸도 마음도 힘든 상태에서 견우한의원을 믿고 찾아주시니 이보다 더 감사하고 보람찬 일이 있을까요?

다양한 어깨질환 때문에 괴롭고 힘든 환자분들께 조금이라도 도움이 되었으면 좋겠습니다. 글을 읽으시는 분들 중에서 근막통증증후군뿐만 아니라 다양한 어깨질환 때문에 심각한 상황에 놓여 있거나 재발해 힘들고 괴롭다면 망설이지 말고 적극적인 치료를 당부드립니다.

10

머리에서 발끝까지
다 아파요

"아침이면 두드려 맞은 듯이 여기저기가 아프고 피로감이 심해 일어나지를 못했어요. 이제는 잠도 잘 자고 컨디션도 너무 좋아서 아침이 기다려집니다. 이런 상쾌함을 느꼈던 게 도대체 언제인지 기억도 안 납니다. 작업을 할 때도 너무 편하고 통증이 없으니까 제2의 인생을 사는 기분입니다."

홍대에 거주하면서 양팔과 양다리에 문신을 하고, 머리는 노란색으로 염색을 했으며, 힙한 모자와 반바지, 귀걸이, 코피어싱도 하여 스타일이 인상적이었던 30대 초반 남자 작곡가의 사례입니다.

"4~5년 전부터 목, 어깨, 양 종아리, 양 넓적다리에 통증이 있습니다. 결리고 뻐근해서 계속해서 마사지를 하는데 마사지를 하면 그때만 좋아지고 항상 피곤합니다. 목과 어깨가 뻐근하고 결리면 목을 돌려서 우두둑을 하거나 목 스트레칭을 해서 자주 푸는 편입니다. 6개월에서 1년 전부터는 증상이 더 심해졌고, 한 달 전에 정형외과에서 X-ray 검사상 거북목 진단을 받았습니다. 병원에서는 거북목도 거북목이지만 근막통증증후군 때문에 그런 것 같다고 했습니다. 한 달 내내 치료를 받았는데 나아지는건 없고 여전히 잠도 못 자고 작업에도 집중을 못 하고 있습니다."

이미 5년 전부터 시작된 통증으로 정형외과에서 치료를 받았지만 호전이 없어 여전히 고통스럽다고 하셨습니다. 견우한의원에 오시기까지 몸과 마음이 얼마나 힘드셨을까요?
왜 회복되지 않을까 고민하고 또 고민하다가 자신의 불편함을 인터넷에서 검색하던 중 견우한의원을 알게 되었다고 했습니다. 자신과 비슷한 증상을 가진 환자들의 치

료 사례들이 자세히 나와 있어 꼼꼼히 읽어보고 내원하
게 되었다고 했습니다.

지금까지 가지고 계신 걱정과 근심을 함께 덜어드리고
꼭 회복까지 함께 하겠다고 약속드렸습니다.

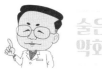
술은 근막통증증후군
악화시키는 요인

이 환자분은 전형적인 근막통증증후군 환자로 작곡가라
는 직업적인 특성상 낮과 밤이 자주 바뀌고, 술을 자주 마
시며, 잘못된 자세에 항상 노출되며, 약속된 시간에 작업
을 끝내야 하는 스트레스 등이 겹치면서 증상이 발전한
것으로 보였습니다.

작곡 일을 하다 보니 낮과 밤이 바뀐 생활을 하고 있어 가
급적 오전과 오후의 일상을 지켜서 생활할 것을 부탁드
렸습니다. 생활 리듬 자체도 직·간접적으로 근막통증증
후군에 영향을 미칠 수 있어 가급적 자극을 줄 수 있는 모
든 요인을 제거하는 것이 중요합니다.

올바른 치료를 받았음에도 증상이 좋아지지 않는다면 생활 습관에도 문제가 있는 경우가 있기에 환자와의 충분한 대화를 통해 정확한 원인 분석이 필요합니다.

술은 일주일에 3~4회 전후로 마시고, 커피는 전혀 마시지 않는다고 하셨습니다. ADHD 약을 복용하고 있어 커피를 마시면 심장이 빨리 뛰면서 손에 땀이 나고 불안해지면서 근육이 긴장되고 수축되는 느낌이 더욱 심해져 마시지 않는다고 하셨습니다.

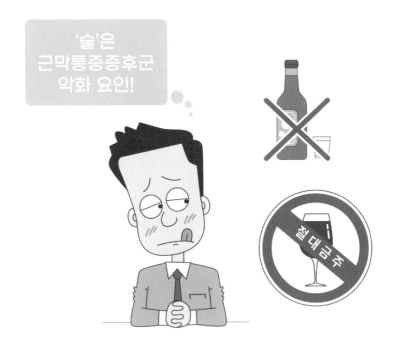

'술'은
근막통증증후군
악화 요인!

절대금주

술은 근막통증증후군을 악화시키는 요인 중 하나로 술을 자주 마시게 되면 증상이 심해지는 경우가 많고 만성으로 발전하기 쉽습니다. 금주를 하는 것이 가장 좋지만 그럴 수 없다면 양과 횟수를 줄일 것을 부탁드렸습니다.

수면의 경우 잠을 끊어서 자고 깊이 못 자기에 늘 피곤하다고 했습니다. 이런 경우는 대개 근막통증증후군이 개선되면 수면 시간도 길어지고 깊이 자면서 아침의 피로감도 개선되는 경우가 많습니다. 이런 생활 속의 불편을 개선하기 위해서라도 초기 치료가 중요한 증후군이 바로 근막통증증후군입니다.

허리에 디스크도 있다고 했습니다. 다리를 꼬지 말고, 가급적 시선을 눈높이로 하며, 무거운 물건을 들거나 힘쓰는 일을 줄이고 특히 내려다보는 자세를 조심하라고 했습니다. 작곡을 하면서 장시간 앉아있는 시간이 많아 허리에 부담을 줄 수 있기에 작곡하는 중간중간 맥켄지 신전법을 하는 것이 좋다고 알려드렸습니다.

긴장도 자주 하는 편이라 온몸의 근육이 늘 긴장되어 있다고 하여 하루 1~2시간 전후로 해서 경의선숲길을 빨리 걷거나 가벼운 조깅을 하는 것도 좋다고 티칭해 드렸습니다. 빨리 걷는 속도는 약속 장소에 10분 정도 늦었을 때 뛰지는 않더라도 목적지에 조금이라도 빨리 도달하기 위해서 시행하는 종종걸음 정도를 말합니다. 한 번에 집중적으로 하기보다는 조금씩 자주 하다가 그 양과 정도를 조금씩 늘려갈 것을 부탁드렸습니다.

아울러 환자분의 경우 ADHD가 있어 적당량의 운동을 하게 되면 일시적으로 도파민 수치가 높아지면서 의사결정과 충동조절에 관여하는 뇌 부위가 자극을 받아 집중력을 향상시키고 안절부절 못 하는 감정을 조절할 수 있어 심신의 안정에도 도움을 줄 수 있습니다.

가장 문제였던 것은 아픈 곳을 만지거나 마사지 하는 것이었습니다. 일시적으로 증상의 개선이 느껴질지 모르지만 그런 일련의 행동은 트리거 포인트에 대한 또 다른 자극이 되면서 증상이 더욱 심해지거나 아픈 영역이 넓어지는 게 일반적입니다.
그래서 아픈 곳에 대한 불필요한 자극이나 스스로 증상 확인을 하지 말고, 대신 아이스팩을 하거나 신경 *끄기*(그러든지 말든지, 아무 일도 안 생겨 식의 무대응), 다른 곳으로 생각

돌리기 등을 통해 통증에 대한 집중에서 벗어날 것을 부탁드렸습니다.

환자분은 근막통증증후군을 주증상으로 내원했지만 일상을 힘들게 하는 다른 요소들을 찾아 함께 회복시켜 드리는 게 옳다고 생각합니다. 많은 대화가 오간 탓에 환자에 대해 보다 자세하게 알 수 있었고, 도움이 되는 주의사항을 티칭해 드릴 수 있었습니다.

"원장님 블로그에서 봤던 것처럼 정말 자세하게 설명해 주시고, 다른 고민들도 함께 해결해 주려 하는 것 같아 감동을 받았어요. 회복할 수 있을 것 같은 느낌이 들어 너무 좋네요."

근막통증증후군뿐만 아니라 허리디스크나 수면장애, ADHD도 함께 가지고 있어 상당한 스트레스가 있었을 거라는 생각이 들었습니다. 주치의로서 도울 수 있는 부분은 다 도와드리고 싶었습니다. 그런 마음을 환자분이 알아주시니 정말 감사하고 보람이 느껴졌습니다.

이 환자분께 진행했던 치료 방법은 다음과 같습니다.

1 시선을 눈높이로 하면서

2 낮과 밤의 생활 리듬을 찾고

3 심신의 안정을 추구하며

4 아픈 부위에 대한 자신만의 확인을 하지 말며

5 술을 어느 정도 절제하고

6 목과 어깨, 허리, 종아리, 넓적다리 주변 근육을 풀어주면서

7 기혈순환을 시켜 근막을 정상화하고

8 원기를 끌어올려 근막을 활성화시키며

9 목, 어깨, 허리의 정렬을 바르게 해주면

고통과 괴로움에서 벗어날 수 있습니다.

환자분의 꾸준한 내원과 긍정적인 치료 의지 덕분에 건강한 일상을 되찾아드릴 수 있었습니다. 오랫동안 가지고 있던 통증을 훨훨 날려버리는 느낌이 들었다고 하셨습니다. 이제는 편안하고 건강한 일상을 보낼 날만 남아있으니 얼마나 다행일까요?

고통에서 벗어난 환자분을 볼 때면 주치의로서 너무나 기쁘고 보람도 느껴지며, 더욱더 어깨 질환에 대해 연구하고 더 열심히 치료해야겠다는 생각이 듭니다.

근막통증증후군뿐만 아니라 다양한 몸의 고통과 마음의 질병으로 힘들어 하시는 환자분들이 많이 계실 것입니다. 100% 공감할 순 없겠지만 따뜻하게 두 손을 잡아드리고 고민을 함께 나누며 회복까지 도와드리고 싶습니다.

먼 거리지만 전국에서 찾아주시는 환자분들에게도 감사하는 마음이 듭니다. 내원해서 완치했던 환자분들처럼 꼭 웃으며 견우한의원을 나갈 수 있도록 최선을 다하겠습니다.

11

근막통증증후군이
재발했습니다

| 30대 후반 은행원 임상 사례 |

"등통증이 사라지니 사람 사는 것 같습니다. 항상 등에 못이 박힌 것처럼 뻐근하고 결려서 잠도 못 자고 신경이 쓰였는데 이제는 그런 불편이 전혀 없습니다."

경기도 부천에 살면서 근막통증증후군으로 인한 등통증 치료를 위해 일주일에 한 번 내원하셨던 30대 후반 남자 은행원의 사례입니다.

"5~6년 전부터 등이 묵직하면서 뻐근하고 결립니다. 2년 전에 정형외과에 가서 MRI, X-ray를 찍었는데 별다른 이상은 없다고 했습니다. 근막통증증후군에서 오는 근육 긴장으로 통증이 유발되는 것 같다고 했습니다. 마사지를 하거나 주무르면 잠깐 좋아지는 것 같다가 계속해서 기분 나쁜 통증이 생기니 일에 집중할 수가 없습니다. 잠을 제대로 자본 게 언제인지 모르겠어요."

잘못된 자세와 아픈 곳에 대한 자극이 복합적으로 결합되고 거기에 스트레스가 더해지면서 증상이 발전한 것으로 보이는 근막통증증후군 환자로 일주일에 한 번 치료를 받으러 왔지만 2개월 정도 치료하고 나서 많이 좋아져 그대로 지내다가 재발이 되면서 견우한의원을 다시 찾아왔습니다.

오랫동안 가지고 있던 불편함에 얼마나 많은 고민을 하셨을까요? 잠깐 좋아졌다고 해서 중간에 치료를 포기하지 마시고 완치까지 잘 따라오시면 재발하지 않고 회복이 가능할 거라고 약속드리며 치료에 최선을 다했습니다.

"그때 원장님 말씀을 듣고 조금 더 치료할 걸 그랬습니다. 처음보다 많이 편해져서 치료를 중단했는데 처음에는 별 이상이 없다가 6개월 정도 지나니 다시 예전의 불편함이 살아났습니다. 원장님께서 알려주신 주의사항을 어느새 잊고 자세도 무너지면서 아픈 곳에 대한 자극과 마사지를 하면서 지내다가 이제는 끝을 봐야겠다는 생각이 들어서 다시 왔습니다. 죄송합니다."

"괜찮습니다." 라는 말부터 드렸던 기억이 납니다. 환자는 주치의만큼 해당 질환에 대해 자세히 알지 못하고 질병에 대한 예후를 잘 모르기에 이만하면 괜찮다는 생각이 들어 치료를 중단할 수도 있을 거라는 생각이 들었습니다.

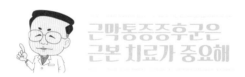

근막통증증후군은 그렇게 간단한 질병이 아닙니다. 확실히 끝을 봐야지 그렇지 않으면 계속해서 만성적으로 시달릴 수 있기에 무엇보다 근본 치료가 중요합니다.

다시 용기 내어 내원해 주셨기 때문에 너무 감사하고, 더 열심히 치료에 임하겠다고 약속드렸습니다. 최근 일상에서 잘못된 자세나 습관이 생기지는 않았는지 먼저 파악하고 환자분께 가장 잘 맞는 치료 방법과 주의사항을 티칭해 드렸습니다.

은행원이라는 직업 특성상 하루 종일 앉아있는 직업이다 보니 이런 경우 자세가 무너질 수 있어 긴 시간보다는 짬짬이 시간을 이용해 하루에 한두 시간 정도 빨리 걷기나 가벼운 조깅을 할 것을 추천해 드렸습니다. 유산소 운동이 될 뿐만 아니라 시선을 눈높이로 하는 바른 자세를 습관화할 수 있기 때문입니다. 특히 컴퓨터로 하루 종일 작업을 하는 경우 관련 증상의 유무와 상관없이 빨리 걷기나 가벼운 조깅을 지도하는 편입니다.

최근에는 체중이 급격하게 늘면서 가벼운 조깅만 해도 무릎이 아프다고 했습니다. 먼저 체중을 어느 정도 뺀 다음 조깅을 하도록 부탁드렸습니다. 체중 자체가 근막통증증후군의 악화와 직접적인 연관이 있는 것은 아니지만 과체중 상태에서 무리하게 운동을 하다 보면 무릎뿐만 아니라 허리 등에도 과부하가 될 수 있습니다.

다시 불필요한 자극과 마사지를 한다고 해서 등에 대한

불필요한 자극은 증상을 악화시키고 대상 영역마저 확장하는 결과를 가져온다고 말씀드렸습니다. 절대로 아픈 곳에 대한 자극을 하지 말고, 자기만의 확인법을 하지 말며, 힘들면 불편한 곳에 아이스팩을 10~20분 전후로 해서 하루에 2~3회 정도 할 것을 부탁드렸습니다.

간혹 환자에 따라서 아이스팩을 하면 오히려 증상이 더 심해지거나 몸이 냉해서 찬 느낌이 너무 부담된다고 하는 경우가 있는데 이런 경우에는 핫팩을 사용해도 좋습니다. 시간은 아이스팩과 동일하게 이용하면 됩니다.

다행히 환자분의 경우 근막통증증후군 악화에 영향을 줄 수 있는 술과 커피는 전혀 하지 않는다고 했습니다.

"알려주신 주의사항을 잘 지키고, 안 좋은 습관은 다 버릴 겁니다. 전에 견우한의원을 통해 금방 좋아진 기억이 있어 이번 치료도 잘될 것 같은 느낌이 드네요. 끝까지 치료를 받겠습니다."

환자분께 진행했던 치료 방법은 다음과 같습니다.
1 시선을 눈높이로 하면서

2 아픈 곳에 대한 불필요한 자극을 하지 말고

3 심신의 조화를 추구하며

4 목과 어깨, 등 주변 근육을 풀어주면서

5 기혈순환을 시켜 근막의 정상화를 도와주고

6 원기를 끌어올려 근막을 활성화시키며

7 과도한 체중을 조절하고

8 목, 어깨, 등의 정렬을 바르게 해주면

고통과 괴로움에서 벗어날 수 있습니다.

재발로 인해 다시 내원하셨지만 긍정적인 마음으로 치료
에 임해주셔서 너무 감사했습니다.
이전보다 주의사항을 더 추가하여 티칭해 드렸지만 잊지
않고 잘 지켜주셔서 치료가 가능했던 사례입니다.

이제는 가장 고민이었던 등통증도 없어지고 잠도 잘 주
무신다고 하여 안심이 되었습니다. 건강한 일상을 되찾
으신 것 같아 너무 기뻤고, 치료 종료 이후에도 주의사항
을 잘 지키며 지내겠다고 하셨습니다.

먼 곳에서 내원해 주셨지만 일주일에 한 번은 꼭 잊지 않
고 내원하여 치료를 받으셨습니다. 한 주 한 주 달라지는

모습이 느껴졌고, 치료에 대한 확신이 드셨다고 합니다.

이 글을 읽으시는 분들 중에서도 근막통증증후군 때문에 하루하루 힘겹고 홀로 고통을 짊어지고 계신 환자분이 있을 거라는 생각이 듭니다. 오랫동안 가지고 있는 병일수록 용기를 내기 힘들다는 것 충분히 알고 있습니다. 건강한 일상을 다시 되찾고 싶다면 더 이상 홀로 고민하지 마시고 견우한의원에서 따뜻함을 느끼며 치료를 받으셨으면 좋겠습니다. 회복의 기쁨을 드리기 위해, 재발의 두려움을 없애주기 위해 최선을 다해 치료에 임하겠습니다.

12

상열하한으로 어지러움, 두통이 심해요

| 30대 초반 증권사 트레이더 임상 사례 |

"상열하한으로 화끈거려서 너무 힘이 들었는데, 요즘은 열감도 없고 순환도 잘 되는 것 같아서 몸도 아주 가뿐합니다. 심했던 두통도 사라져 아침에도 잘 일어납니다."

서울 영등포구 여의도에 소재한 증권사에서 트레이더로 근무하는 30대 초반 여자분의 사례입니다.

"목과 어깨가 항상 뻐근하고 결려서 정형외과에서 X-ray를 찍었는데 별다른 이상은 없고, 근막통증증후군이 생긴 것 같다고 했습니다. 가끔씩 머리가 깨질 듯이 아프고 아침, 저녁으로 너무 어지럽습니다. 이비인후과까지 가서 이석 검사를 했지만 이상은 없고, 목과 어깨 쪽의 근육 문제로 발생하는 것 같다고 했습니다. 양쪽 어깨도 저녁이면 너무 화끈거려서 자주 잠을 설칩니다. 평소에 강박적인 성격이 있어 가슴 답답함과 두근거림도 조금 있습니다. 검사를 해봐도 이상이 없다고만 하고 치료를 받아도 통증이 남아있어 일상생활 자체가 너무 힘이 들어요."

목과 어깨가 항상 뻐근하고 결리며 깨질 듯이 아픈 두통에 어지럽기까지 한 상황이었습니다. 온몸이 아픈 것처럼 느껴져 일상생활 자체가 힘들다고 표현해 주셨습니다.

정형외과에서 이비인후과까지 치료하고 싶은 마음에 이곳저곳에 내원했지만 증상에 호전이 없으니 얼마나 힘들고 고민이 많으셨을까요?

그렇게 하루하루를 고통 속에서 지내다가 주변의 소문을 듣고 견우한의원을 찾게 됐다고 하셨습니다. 치료를 포기하지 않은 만큼 최선을 다해 치료해 드리겠다고 약속 드렸습니다.

일상에서 잘못된 자세나 습관에 이상은 없는지 근막통증 증후군을 유발할 수 있는 원인에 대해 조금 더 자세하게 환자분과 이야기를 나누었습니다.

증권사 트레이더라는 직업 특성상 과도한 업무와 스트레스, 긴장, 잘못된 자세와 강박적인 성격에 노출되면서 근막통증증후군이 생긴 것으로 보였습니다. 특히 이로 인해 열이 치받으면서 위로 뜨고 상대적으로 아랫배는 차게 되는 상열하한 증상을 보이면서 상체로는 가슴 답답함, 두근거림, 두통, 어지러움, 불면이 생기고, 하체로는 아랫배가 차고 손발이 차며 자주 붓는 증상이 발생한 것으로 보였습니다.

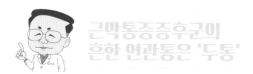

목과 어깨 근육이 굳게 되면 머리로 올라가는 신경, 혈관이 눌리면서 두통이 발생하게 됩니다. 근막통증증후군에서 흔히 보는 연관통 중 하나로 치료가 진행되면서 두통은 서서히 사라지게 됩니다.

환자분이 가장 불편해했던 어지러움의 경우 가장 먼저 이석을 의심하게 되는데, 이비인후과적 측면에서 이상이 없는 것으로 볼 때 근막통증증후군에서 유래하는 것으로 보였습니다.

"병원에서 근막통증증후군과 관련이 있는 것 같다고만 하고 별다른 설명이 없어서 답답했습니다. 어지럼증과 두통이 근막통증증후군과 무슨 관련이 있는지도 모르겠고, 상열하한 증상에 대해서도 의문점이 들었는데 원장님은 쉽게 설명해 주시네요. 한의원에서도 같은 이야기를 하면 어쩌나 걱정했는데 조금이나마 안심이 됩니다."

주의사항을 티칭하고 치료를 하는 것도 중요하지만 환자분이 답답해하고 궁금해하는 부분을 먼저 해소시키고 치료를 시작하는 것이 맞다고 생각합니다. 질환에 대해 정확히 이해하지 못하고, 게다가 증상까지 나아지지 않는다면 환자분 입장에서 얼마나 답답하고 힘들까요?

주치의로서 시간이 길어지더라도 충분한 대화를 통해 환자분의 공감을 얻는 것이 무엇보다 중요하다고 생각합니다.

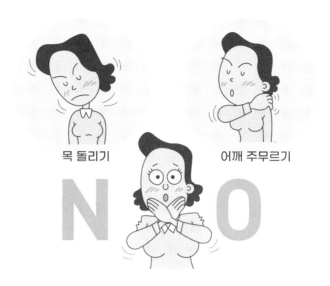

목 돌리기　　　어깨 주무르기

환자분은 평소 목 돌리기, 어깨 주무르기 등을 자주 한다고 하여 불필요한 자극을 하게 되면 근막통증증후군이 심해질 수 있어 치료하는 동안은 가급적 피할 것을 부탁드렸습니다. 아울러 가급적 시선을 눈높이로 하면서 엎드리거나 누워서, 돌아누워서, 혹은 화장실에서 스마트폰 사용을 자제할 것을 지도했습니다.

환자분께 진행했던 치료 방법은 다음과 같습니다.

1　시선을 눈높이로 하면서
2　상열하한을 바로잡아주고
3　아픈 부위에 대한 자극을 하지 말며

4 목과 어깨 주변 근육을 풀어주고

5 심신의 조화를 추구하면서

6 기혈순환을 시켜 전신의 균형을 잡아주고

7 원기를 끌어올려 근막을 활성화시키며

8 목, 어깨의 정렬을 바르게 해주면

고통과 괴로움에서 벗어날 수 있습니다.

환자분은 처음에 이비인후과, 정형외과에서도 호전이 없었는데 한의원에서도 마찬가지면 어쩌나 고민을 많이 하셨다고 합니다. 하지만 많은 대화를 나누고 치료를 받다 보니 '내 몸 상태와 근막통증증후군에 대해 굉장히 잘 알고 있는 주치의 같다.' 라는 느낌을 받았다고 합니다. 그래서 더 믿음이 가고 치료에 대한 생각도 긍정적으로 바뀌었다고 하셨습니다.

환자의 상태에 대해 더 세심하게 신경을 쓰고자 했던 진심을 알아주시니 너무 감사하고 보람이 느껴졌습니다. 또한 하루하루 고통 속에서 살았던 환자분이 다시금 건강한 일상을 되찾아 너무 기뻤습니다.

이 환자분처럼 이곳저곳에서 치료를 해도 효과가 없어

많이 지친 모습으로 견우한의원을 찾는 분이 많이 계십니다. 특히 근막통증증후군은 다양한 증상을 동반하는 질환이어서 정확한 진단이 어려운 질환에 속하기도 합니다. 막막하고 답답한 마음이겠지만 건강했던 일상을 떠올리며 다시 한 번 더 용기를 내어 치료에 도전하시기를 당부드립니다.

13

잠을 자는 게 고역입니다

| 40대 초반 고등학교 선생님 임상 사례 |

"숙면을 하는 게 너무 어려웠는데 잘 때 베기지 않아서 편하게 잠도 잘 자고 너무 좋습니다. 아침이면 온몸이 두드려 맞은 것처럼 아프고 늘 피곤해서 일어나는 것조차 힘들었는데 그런 게 하나도 없습니다. 일상 자체가 행복합니다."

초췌한 눈빛으로 진료실에 들어오셨던 서울 동작구 노량진동에 거주하는 40대 초반 고등학교 남자 선생님의 사례를 소개합니다.

"6년 전부터 목, 양 날갯죽지, 오른쪽 어깨와 오른쪽 손목이 불편합니다. 오른쪽 손목이 욱신거리면서 뻐근하고 가끔 양손이 저릴 때도 있습니다. 작년에 종합병원에서 MRI, X-ray상 거북목이라고 했지만 이것 때문에 오는 것 같지는 않고 근막통증증후군 때문에 그런 것 같다고 했습니다. 양 날갯죽지는 쪼임이 심해서 잘 때 너무나 고역입니다. 예민해서 그런지 자꾸 깨고 등이 굽어서 바로 누우면 불편해서 새우잠을 잡니다. 잠을 못 자니 근무할 때도 너무 힘듭니다."

이미 몸이 불편하기 시작한 지 6년이나 된 상태였습니다. 종합병원에서 검사를 하고 치료도 받았지만 호전이 되지 않아 답답하다고 하셨습니다. 이제는 통증과 불편함에 수면까지 문제가 되는 심각한 상황이었습니다. 몸과 마음이 얼마나 지쳤을까요?

환자분의 경우 예민한 성격과 습관화된 잘못된 자세, 스트레스 등이 복합적으로 관여하면서 근막통증증후군이 발생한 것으로 보였습니다.

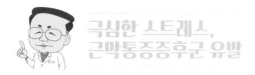

근막통증증후군은 강박적이거나 집요한 성격 혹은 자기 관리가 철저한 사람들이 극도의 스트레스에 노출되면서 발생하는 증후군입니다. 잘못된 자세, 과음, 과로, 불규칙한 생활 습관 등이 더해지면서 증상은 더욱 심해지게 됩니다. 물론 외상이나 별다른 이유 없이 발생하기도 합니다.

치료에 변화를 줄 수 있는 내적, 외적 요인은 뭘까요? 강박적이거나 집요한 성격, 자기 관리가 철저한 사람을 바꾸는 것은 결코 쉽지 않습니다. 오랫동안 자리 잡아왔던 성격인 만큼 사람은 쉽게 바뀌지 않기 때문입니다. 사람은 바꾸는 게 아니라 버리는 거라는 말이 세간에 있는 것도 이러한 이유 때문일 것입니다.

대개 이런 분들이 고통에서 벗어나기 위해 아픈 곳을 자극하거나 무리한 행동을 함으로써 증상이 점점 심해지게 됩니다. 특히 이런 환자분일수록 통증에 대해서 대응하지 않고 철저하게 무대응으로 임할수록 고통의 굴레에서 하루 빨리 벗어날 수 있는 것이 바로 근막통증증후군입니다.

이 환자분의 경우 계속해서 아픈 곳에 대한 확인이나 주무르는 모습을 보였습니다. 본인만의 확인법 내지는 해당 부위를 풀어주는 동작인 것 같아 하지 말 것을 부탁드렸습니다. 간혹 환자분 중에는 "자꾸 뻐근하고 결리는데 어떻게 가만히 있을 수 있냐?"고 말하는 분들이 있는데 아픈 부위에 대한 불필요한 자극은 근육 뭉침에는 도움이 되지만 근막통증증후군의 경우 증상을 더욱 발전시킬 수 있기 때문에 하지 않는 것이 좋습니다.

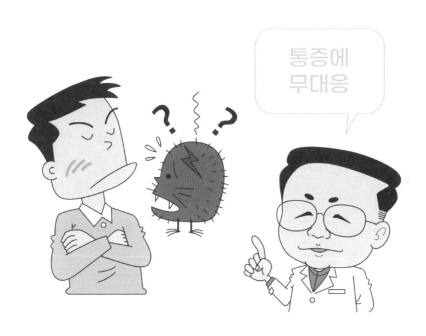

그럼 스트레스는 어떨까요? 이 부분도 쉽지 않습니다. 스트레스는 자의적 혹은 타의적으로 발생하기에 이를 조절하기란 여간 어려운 게 아닙니다.

그나마 조절이 가능한 것은 그 외의 요소입니다. 잘못된 자세, 과음, 과로, 불면, 불규칙한 생활 습관 등은 조절이 가능합니다. 바로 이런 부분들에 대한 조절을 환자들이 얼마나 잘 협조하는가에 따라서 치료의 성패가 좌우됩니다.

커피를 마시지 않으면 일을 전혀 할 수 없다고 하여 치료하는 동안은 마시지 않는 것이 가장 좋지만 가급적 오전에 마실 것을 부탁드렸습니다. 아울러 양과 횟수를 줄일 것을 부탁드렸습니다.

간혹 이런 환자분도 계십니다. "저는 커피 10잔을 마셔도 머리만 대면 잠을 잡니다." 라는 분이 있는데 이런 경우도 커피를 마시지 않으면 더 잘 자기에 마시지 않을 것을 추천합니다. 그게 힘들다면 양과 횟수를 줄여야 합니다.

다행히도 술은 전혀 마시지 않는다고 했습니다. 술을 마시게 되면 근막통증증후군이 더 심해질 수 있는데 환자분은 해당 사항이 없어 다행이라고 생각했습니다.

집에 있는 안마의자로 마사지를 하면 그 순간은 좋지만 잠시 후에 다시 뻐근하고 결린다고 하여 치료하는 동안은 사용하지 말 것을 부탁드렸습니다.

환자분과 길게 대화하며 불편한 부분들을 체크했고 그에 맞는 주의사항들을 자세하게 티칭해 드렸습니다.

등이 굽어 있다 보니 가슴을 펴는 습관이 있었는데 하지 말 것을 부탁드렸습니다. 이런 일련의 동작으로 인해 근막통증증후군이 악화될 수 있고 흉추에도 불필요한 자극이 되면서 또 다른 통증의 원인이 되기 때문입니다.
오히려 시선을 눈높이로 하는 바른 자세가 도움이 된다고 알려드렸습니다. 이때 턱을 당기고 허리를 펴고 하는 등의 부수적인 동작도 같이 병행하면 좋지만 실제 생활에서는 쉽지 않고 그런 동작을 하면서 받는 스트레스도 만만치 않아 대개 이런 경우 시선을 눈높이로 하는 동작에 충실할 것을 부탁드리는 편입니다. 사실 이런 자세만 충실히 잘해도 다른 자세가 일정 부분 좋아질 수 있습니다.

잘 때 누우면 욱신거리고 쑤셔서 오래 누워있지 못하고 이리저리 뒤척이면서 잠을 설친다고 했습니다. 지금 당장 수면 자세를 바꿀 수 있으면 좋지만 그렇게 되면 또 다른 불면의 원인이 되기에 일단 기존대로 숙면을 취하고, 증상이 좋아지면 천장을 보고 손바닥을 위로 하면서 팔을 벌려서 자는 수면 자세를 부탁드렸습니다.

자기 전에는 돌아누워서 휴대폰을 30분 정도 하다가 잠이 든다고 해서 가급적 눈높이에서 사용할 것을 부탁드렸습니다. 특히 엎드리거나 누워서, 돌아누워서, 화장실에서 휴대폰 사용은 가급적 자제하는 것이 좋다고 알려드렸습니다.

추가로 과민성대장증후군 증상이 있어 조금 자극적인 것을 먹으면 설사를 한다고 했습니다. 성격상 예민하고 소화 기능도 좋지 않아 더욱 그런 것 같았습니다. 그래서 자극적인 음식도 피할 것을 부탁드렸습니다.

"근막통증증후군뿐만 아니라 제가 불편하다고 했던 부분들을 전부 기억하시고, 방법을 알려주시니 믿음이 갑니다. 계속 걱정하고 잠도 설쳤는데 제대로 된 치료를 시작하는 것 같아 안심이 됩니다."

근막통증증후군을 치료하는 것도 중요하지만 환자분의 불편한 부분들을 전부 체크하며 회복을 도와드리는 것이 무엇보다 중요하다고 생각합니다. 그래서 시간이 길어 지더라도 충분한 대화를 통해 꼼꼼하게 확인하려 최선을 다하고 있습니다.

환자분께 진행했던 치료 방법은 다음과 같습니다.
1 시선을 눈높이로 하면서
2 심신의 안정을 추구하고
3 아픈 부위에 대한 자극을 하지 말며
4 목과 어깨, 날갯죽지, 손목 주변 근육을 풀어주고
5 위와 장을 다스려 주면서
6 기혈순환을 시켜 근막을 정상화하고
7 원기를 끌어올려 근막을 활성화시키며
8 목, 어깨, 등, 손목의 정렬을 바르게 해주면
고통과 괴로움에서 벗어날 수 있습니다.

환자분이 치료 의지를 가지고 열심히 치료에 임해주신 덕에 빠른 회복이 가능했습니다. 더 이상 잠을 설치지 않

는다는 말에 너무 안심이 되고 주치의로서 정말 기뻤습니다.

근막통증증후군으로 인해 잠도 설치고 불안에 떨고 있을 환자분들이 계실 거라고 생각합니다. 이미 다른 병원에서 치료도 받았지만 호전이 없는 상황이라면 얼마나 무섭고 불안할까요? 그동안의 불안했던 마음을 진심으로 위로해 드리면서 최선을 다해 치료해 드리고 싶습니다. 정확한 원인 분석과 환자의 체질과 증상에 맞는 치료, 그리고 나을 수 있다는 긍정적인 마음만 있다면 충분히 회복이 가능하다는 것을 꼭 말씀드리고 싶습니다.

14

걷는 게 너무 힘들어요

| 40대 초반 고등학교 선생님 임상 사례 |

"잠도 잘 자고, 걸을 때 신경이 쓰이지 않으니 너무 편하고 일상이 새롭습니다. 시간이 날 때면 걷는 걸 좋아하는데 이번 가을에는 친구들과 설악산 종주에도 도전해 보려고 합니다. 목, 어깨, 날갯죽지, 허리, 양 무릎, 왼쪽 발목의 불편함이 전혀 없습니다."

제대로 걷는 것조차 힘들었지만 견우한의원을 통해 일상을 되찾으신 서울 구로구 가리봉동에 거주하는 40대 초반 고등학교 여자 선생님의 사례를 소개합니다.

"작년 9월에 류머티즘 검사를 했는데 정상으로 나왔고, 3개월 후에도 류머티즘 검사상 정상으로 나왔습니다. 목, 어깨, 양 날갯죽지, 허리, 양 무릎, 왼쪽 발목에 설명하기 힘든 불편함이 있습니다. 작년 11월에는 X-ray 검사상 일자목 진단을 받았고, 작년 12월에는 양발에 부주상골 판정을 받았습니다. 올해 1월에는 오른쪽 무릎 외측을 구부리면 찢어지는 듯한 불편함이 있어 초음파 검사를 했는데 이상은 없다고 했습니다. 3월에는 대학병원에서 최종적으로 근막통증증후군 진단을 받았습니다. 통증 때문에 잠을 깊이 자지 못합니다. 검사도 여러 번 해보고 치료도 받았지만 통증이 남아있어 일상생활이 전혀 안 됩니다."

회복을 위해 각종 검사에 치료까지 받았지만 여전히 통증이 남아있는 상태였습니다. 목에서 시작해 왼쪽 발목까지 불편함이 남아있어 얼마나 고민이 많으셨을까요? 그동안의 치료에 이미 많이 지친 상태였지만 용기를 내어 견우한의원에 방문해 주셨습니다. 저 또한 최선을 다해 치료를 도와드렸던 기억이 납니다.

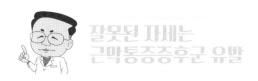

잘못된 자세는
근막통증증후군 유발

환자분의 경우 잘못된 자세로 장시간에 걸쳐 컴퓨터 업무를 많이 하면서 목과 어깨 쪽에서 근막통증증후군이 시작된 것 같았고, 아울러 부주상골에 문제가 발생하면서 발목, 무릎, 허리에도 영향을 끼친 것으로 보였습니다. 보통 근막통증증후군은 한쪽에서 시작해 다른 쪽으로 퍼지는데 환자분의 경우는 외적 요인의 위치가 서로 달라 위에서 아래로, 아래에서 위로 진행이 되면서 전체적으

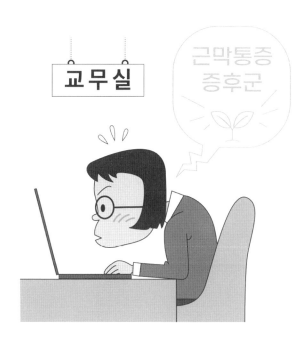

로 증상이 퍼진 것으로 보였습니다.

이런 경우는 환자 상태에 따라서 전체를 한 번에 치료하기도 하고 가장 힘들어하는 부분을 먼저 공략한 다음 차차 다른 영역으로 확대하기도 합니다.
환자분의 경우 전자를 선택해 머리에서 발끝까지 한 번에 전체적인 치료를 진행했습니다. 이런 경우 치료 영역이 워낙 많다 보니 환자분이 체력적으로 힘들어하기도 하는데 환자분의 경우 치료 의지가 누구보다 강해 잘 이겨내주셨습니다. 이 자리를 빌려 진심으로 감사드립니다.

"원장님이 처음에 목과 어깨, 날갯죽지 부분이 좋아지다가 후반부로 가면서 허리, 양 무릎, 왼쪽 발목 순으로 좋아질 거라고 하셨잖아요. 처음에는 무슨 말인가 했는데 원장님 말씀대로 치료가 착착 진행되면서 정말 신기했어요. 불편함도 점점 사라지는 게 느껴졌습니다."

아무래도 하지 쪽, 특히 발이나 무릎은 보행과 체중의 영향을 받기에 활동이 많은 연령층에 발생하면 상체에 비해 조금 더딘 치료 속도를 보이게 됩니다.

환자분은 특이하게도 부주상골 문제가 양발에 있음에도 오른쪽은 전혀 이상이 없고 왼쪽에만 불편함을 느끼는 경우였습니다. 이런 경우는 대개 보행 자세나 생활 습관에 문제가 있는 경우가 많은데 장시간의 대화와 일상을 분석해 보아도 별다른 이상을 발견할 수가 없었습니다. 오른쪽은 불편함을 전혀 못 느끼고 왼쪽에만 불편함을 느낀다고 해서 왼쪽 발목 위주로 치료를 진행했습니다.

시간이 날 때면 걷는 것을 좋아하는데 걷지를 못하니 너무 답답하고 힘들다고 하셨습니다. 발목에 근막통증증후군이 생긴 경우 오래 걷거나 서 있게 되면 무릎이나 허리에도 불편함이 생길 수 있어 일단은 보행과 기립에 주의를 부탁드렸습니다.

또한 불편함이 느껴지면 해당 부위를 만지거나 마사지 혹은 확인하는 습관이 있다고 해서 그런 일련의 동작은 근막을 자극할 수 있어 하지 말 것을 부탁드렸습니다. 특히 부주상골을 자주 만지거나 마사지를 한다고 해서 치료하는 동안은 자제하는 것이 좋다고 알려드렸습니다.

다행히 술과 담배를 하지 않고 커피도 마시지 않아 이 부분에 대해서는 별다른 주의사항을 말하지는 않았습니다.

아직 미혼이고 살림도 하지 않아 별다른 가사 행위를 하지 않는다고 하여 평소 일상생활에서 시선을 눈높이로 하는 바른 자세의 생활화를 부탁드렸습니다. 특히 컴퓨터, 스마트폰, 노트북을 사용할 때 꼭 기억할 것을 부탁드렸습니다.

환자분의 경우 처음부터 적극적으로 치료에 임해 치료 시작 후 얼마 되지 않아 목과 어깨 쪽에서 바로 긍정적인 반응을 보였습니다. 허리를 거쳐 무릎, 발목에 이르는 순으로 순차적인 치료가 가능했습니다. 견우한의원을 믿고 열심히 치료를 받아주셔서 정말 감사했고 기뻤습니다.

근막통증증후군이 심해지면 누울 때 해당 근육이 닿으면서 자극이 되고 이로 인해 뻐근함, 결림, 당김, 쪼임, 저림 등이 활성화되면서 수면장애를 초래하게 되는데 이런 부분은 치료가 진행되면서 차차 좋아지게 됩니다.
그래서 치료가 종료될 무렵에는 깊은 잠을 자고 아침에 일어나도 전혀 피곤하지 않고 가뿐하게 일어난다는 말을 많이 하십니다. 이 환자분도 치료 종료 시점에서 수면 문제가 자연스럽게 해결되었습니다.

환자분께 진행했던 치료 방법은 다음과 같습니다.

1 시선을 눈높이로 하면서
2 아픈 곳에 대한 불필요한 자극을 하지 말고
3 목, 어깨, 등, 허리, 무릎, 발목 근육을 풀어주면서
4 많이 걷거나 서 있지 말고, 볼이 편한 신발을 신으며, 충격이
  심한 운동을 피하고
5 기혈순환을 시켜 근막을 정상화하며
6 원기를 끌어올려 근막을 활성화시키고
7 목, 어깨, 등, 허리, 무릎, 발목의 정렬을 바르게 해주면
고통과 괴로움에서 벗어날 수 있습니다.

견우한의원에 오기까지 각종 검사와 숱한 치료에 많이
지친 상태였지만 용기를 내어 끝까지 치료에 임해주셔서
환자분이 원하는 방향대로 회복이 가능했습니다.

걷는 것도 편해져서 친구들과 설악산 종주에도 도전한다
고 하니, 주치의로서 너무 보람차고 저의 일처럼 기쁜 마
음이 들었습니다.

근막통증증후군이나 다른 어깨 질환으로 고통을 받거나
고민하는 환자분들이 계실 거라고 생각합니다. 통증은
지속되고 일상생활도 마음대로 되지 않으니 얼마나 답답
한 마음일까요?

더 이상 고통스러운 짐을 홀로 짊어지지 마시고 마음까
지 치유하는 견우한의원을 찾아주세요. 선택이 다르면
결과도 달라집니다. 건강했던 일상을 떠올리며 새로운
치료에 꼭 도전해 보세요.

15

제주도에서 이사를 왔습니다

| 30대 후반 뷰티 사업 사장님 임상 사례 |

"이번에는 정말 나을 수 있을까 의문을 가지고 시작한 치료였지만, 치료 시작 후 2주 만에 확실한 차도를 느껴 신기했고, 끝까지 치료받을 수 있었습니다. 우울증까지 있어 늘 잠도 설치고 피곤했는데 이제는 그런 불편함이 전혀 없어 일상이 너무 편안합니다."

제주도에서 살다가 근막통증증후군 치료를 위해 서울 마포구 공덕동으로 이사 온 30대 후반의 뷰티 사업을 하는 여자 사장님의 사례를 소개합니다.

"시작은 20년이 조금 넘은 것 같습니다. 중학교 3학년 때 교통사고가 크게 난 후 양 목덜미에 누가 앉아있는 느낌이 계속해서 들었습니다. 그러면서 증상이 전신으로 조금씩 퍼져나가기 시작했습니다. 지금은 손목이 너덜거리면서 저림도 심하게 느껴지고 양 흉쇄유돌근, 목, 어깨, 허리, 양 발목까지 뻐근하고 결립니다. 5년 전에도 준종합병원에서 X-ray, MRI 검사를 했었는데 별다른 이상은 없었고 근막통증증후군인 것 같다고 했습니다. 3달 전부터는 불편함이 더 심해져 한 달 전에 대학병원에서 다시 MRI 검사를 했는데 별다른 이상은 없고 예전처럼 근막통증증후군에서 생기는 통증이라고 했습니다. 별다른 이상은 없다고 하는데 치료를 받아도 차도가 없으니 너무 답답하고 우울합니다."

20년 전 교통사고로 시작된 불편한 통증으로 지금은 온몸이 아프고 불편함이 더 심해져 일상생활에 큰 불편함을 느끼는 상황이었습니다. 치료를 해도 낫지 않아 얼마나 답답하고 고통스러웠을까요? 우울증까지 심한 상태여서 더더욱 걱정이 되었습니다.

"정말 나을 수 있냐?"는 질문만 여러 번 하셨던 기억이 납니다. 최대한 환자분을 안심시켜 드리고 그동안의 좋은 사례들을 말씀드리며 대화를 이어나갔습니다.

환자분의 경우 중학교 때 생긴 교통사고가 직접적인 원인으로 작용하고, 어려서 일찍 시작한 뷰티 사업으로 인해 스트레스와 긴장이 고조된 것으로 보였습니다. 여기에 컴퓨터를 장시간 사용하면서 잘못된 자세 등이 더해져 증상이 더욱 악화된 것으로 보였습니다.

하고 있는 뷰티 사업은 잘되었지만 동업자와의 지분 관계, 직원 관리, 지속적인 투자 유치 그리고 지속되는 통증으로 인해 우울증마저 생겼다고 하셨습니다.

당장 통증을 해결하는 것도 중요하지만 건강한 마음을 가지고 치료하는 것이 중요하기 때문에 심리치료도 함께 병행하였습니다.

다행히 근막통증증후군에 영향을 줄 수 있는 술은 한 방울도 마시지 않는다고 했습니다. 그러나 커피를 하루에 3~4잔씩 평균적으로 마시는데, 최근에 에너지드링크에 빠져 하루에 3~4잔은 마시는 것 같다고 했습니다.

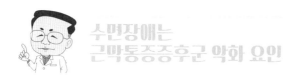

근막통증증후군 악화요인 중 하나가 수면장애입니다. 그 중 카페인이 많이 들어간 에너지드링크는 불면을 유발하는 원인 중 하나입니다. 에너지드링크를 마시지 않으면 도저히 일을 할 수 없고 몽롱해져서 어쩔 수 없이 마신다고 하였습니다.

끊으면 좋지만 그럴 수 없다면 가급적 아침에 마시고 그

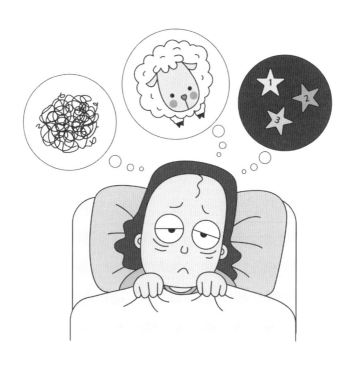

양을 줄일 것을 부탁드렸습니다. 주의사항을 알려드릴 때는 환자분의 이야기를 끝까지 들어보고 환자분의 상황에 가장 맞는 방향으로 티칭해 드리려고 합니다.

항상 새로운 일을 시도하는 것도 좋아해 인근 유명 사립 대학에서 향장학 박사 과정도 밟고 있다고 하셨습니다. 사실 환자분의 경우는 중학교 때 근막통증증후군이 시작됐고, 어려서 시작한 사업으로 스트레스와 긴장도 심한 편이고, 여기에 학업이라는 스트레스까지 더해진 상황이라 치료가 쉽지 않은 경우에 해당합니다.
먼저 근막통증증후군을 치료한 다음 학업을 이어나가면 좋지만 그럴 수는 없다고 해서 현재 할 수 있는 주의사항을 철저히 지킬 것을 부탁드렸습니다.

진료실에서도 계속해서 아픈 곳을 만지거나 마사지하기에 하지 말 것을 부탁드렸습니다. 아픈 곳에 대한 자극이나 확인은 근막통증증후군을 악화시키는 요인 중 하나입니다. 심지어는 양쪽 흉쇄유돌근을 골프공으로 마사지해야 조금 편해지고 최근에는 고개를 조금만 돌려도 사각사각하는 소리가 난다고 했습니다.
그래서 아픈 부위에는 아이스팩을 10분에서 20분 전후로 하여 하루에 2~3회 올려놓기를 권해드렸습니다. 누르거나 마사지 하지 말고 살포시 올려놓고 차가워지면 조금씩 위치를 바꿔가면서 아픈 곳 위주로 아이스팩을 활용하도록 부탁드렸습니다.

근막통증증후군이 있는 경우 아프거나 신경이 쓰이는 부분에 아이스팩을 하면 대개는 좋아지지만 몸이 아주 냉하거나 아이스팩에 민감한 경우에는 핫팩을 사용하는 것도 좋습니다.

양 손목이 너덜거리고 저림이 느껴진 원인은 손목건초염 때문이었습니다. 그래서 과사용을 줄이고 짚고 일어나거나 짚고 앉기, 아픈 곳에 대한 불필요한 자극 하지 않기, 무겁거나 힘쓰는 일을 줄이고, 특히 손목 회전 동작은 피할 것을 부탁드렸습니다.

근막통증증후군이 오래되거나 심한 경우, 예를 들어 날개뼈 통증이 좋아지고 나면 바로 옆에 있는 날갯죽지에 새로 근막통증증후군이 생겼다고 하는 경우가 있는데 이런 경우 새로 생겼다기보다는 날개뼈 통증이 너무 심하다 보니 날갯죽지 통증을 상대적으로 느끼지 못하거나 덜 느끼다가 날개뼈 통증이 사라지거나 약해지면서 주변의 통증을 더 느끼게 되는 경우가 많습니다. 근접 부위인 경우 더더욱 그렇습니다.

"환자분, 꼭 회복할 수 있게 최선을 다할 겁니다. 근막통증증후군이 오래되거나 심한 경우 잘 치료가 되다가도 술이나 수면장애, 스트레스 등의 악화 요인 없이도 상황이 급격히 나빠지는 경우가 있는데 우리가 일상을 살아가면서 별다른 이유 없이 어떤 부위가 뻐근하거나 결릴 수 있는 것처럼 가벼운 근육통처럼 생각하면 됩니다. 일시적으로 생기는 증상이라 대개 2~3일 정도면 정상으로 돌아오니 치료받던 그대로 주의사항을 잘 지키면서 임하면 됩니다. 너무 걱정하지 마세요!"

긴 대화 끝에 불안한 기색이 줄어들었고 열심히 치료받겠다는 의지를 보여주셨습니다.
환자분께 진행했던 치료 방법은 다음과 같습니다.
1 시선을 눈높이로 하면서
2 본인만의 확인이나 자극을 하지 말고
3 카페인 섭취량이나 횟수를 조절하며
4 목, 어깨, 손목, 허리, 발목 근육을 풀어주고

5 심신을 안정시키면서

6 기혈순환을 시켜 근막을 정상화하고

7 원기를 끌어올려 근막을 활성화하며

8 목, 어깨, 허리, 손목, 발목의 정렬을 바르게 해주면

고통과 괴로움에서 벗어날 수 있습니다.

"정말 주의사항도 열심히 지키고 치료도 받으니 통증이 줄어드는 게 확실히 느껴졌습니다. 통증이 줄어드니 스트레스도 덜 받고 잠도 잘 잡니다. 20년 넘게 가지고 있던 고통을 해결해 주서서 정말 감사합니다."

오랫동안 가지고 있던 통증이었지만 견우한의원을 통해 건강한 일상을 되찾으셨습니다. 주치의를 믿고 긍정적인 마음으로 치료에 임해주서서 너무 감사하는 마음이 들었습니다.

오랫동안 가지고 있는 고질병인 경우 용기를 내기가 쉽지 않다는 것 잘 알고 있습니다. 하지만 어떤 병이든 포기하지 않고 끝까지 치료를 받는다면 건강한 일상을 분명히 되찾을 수 있다고 말씀드리고 싶습니다.

16

새로 태어난 기분입니다

| 50대 초반 가정주부 임상 사례 |

"여기저기 안 가본 병원이 없어요. 정말 마지막이라는 심정으로 견우한의원에 왔습니다. 사실 병원 후기들 보면 다 화려하잖아요. 그런데 막상 치료를 받아보면 효과가 없었어요. 어디서부터 잘못된 건가 하면서 고민도 정말 많이 했어요. 그런데 이번에는 제 선택이 들어맞아 너무 기쁘고 새로 태어난 기분입니다."

근막통증증후군으로 오랫동안 고생하셨지만 견우한의원에서 건강한 일상을 되찾으신 서울 마포구 합정동에 사는 50대 초반 가정주부의 사례입니다.

"6개월 전부터 목, 어깨 결림이 생겼어요. 그 당시 극심한 스트레스를 유발할 만한 일이 몇 개월 정도 계속됐어요. 그전부터도 불편했는데 본격적으로 심하게 느낀 것은 6개월 정도 된 것 같아요. 한 달 전부터는 허리, 양 손바닥에 뻐근함, 결림도 생겼어요. 어깨도 왼쪽으로 살짝 기울어진 것 같아요. 얼굴이 따끔따끔하고 눈도 자주 충혈이 되며 잠을 깊이 못 잡니다. 오른쪽 두피에 조이는 느낌도 있고 기억력도 떨어지는 것 같아요. 1년 전에 정형외과에

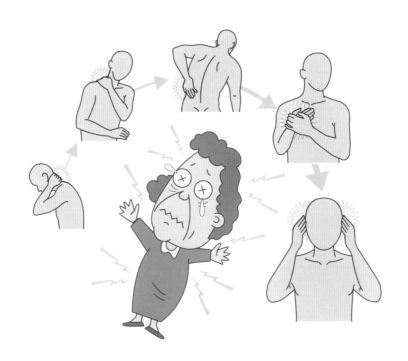

서 X-ray상 일자목, 일자허리가 있는 데다 근막통증증후
군이 있어 증상이 더욱 심한 것 같다고 했어요. 온몸이 아
프고, 아픈 곳이 하루 지나면 더 늘어나는 것 같은데 아무
리 치료해도 나아지지 않습니다. 너무 답답하고 일상 자
체가 고통스러워서 살 수가 없어요."

목과 어깨 결림으로 시작해 지금은 허리, 손, 머리 등에 통
증이 더 늘어난 상황이었습니다. 1년 전에 이미 병원에서
치료도 받았지만 나아지는 게 없어 너무 고통스럽다고 하
셨습니다. 얼마나 가슴이 아프고 답답한 상황일까요?
최선을 다해서 회복을 도와드리겠다고 약속을 드리고 상
담을 이어갔습니다.

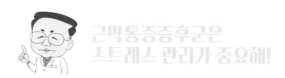

환자분의 경우 자기 관리가 철저한 스타일로 극심한 스트
레스를 상당 기간 겪으면서 근막통증증후군이 발전한 것
으로 보였습니다. 여기에 일자목과 일자허리 영향이 더해
지면서 증상이 더욱 심해진 것으로 판단이 되었습니다.

진료하는 내내 아픈 부위에 대한 주무름이나 마사지, 확인 동작을 자주 하셨습니다. 이런 일련의 동작을 이미 습관적으로 환자분 자신도 모르게 하신다고 하셨습니다. 환자가 해당 부위의 통증을 확인하거나 풀려고 하는 행위지만 근막통증증후군에는 도움이 되지 않기에 가급적 하지 말 것을 부탁드렸습니다. 힘드실 때는 해당 부위에 아이스팩을 하실 것을 추천해 드렸습니다.

환자분의 이야기를 듣는 것도 상당히 중요하지만 상담 중에 좋지 않은 습관이나 행동이 있는지 꼼꼼히 살펴봅니다. 그래서 초진 환자의 경우 특히 근막통증증후군이 의심되는 경우 충분한 시간을 가지고 상담을 합니다. 세심한 부분까지 파악하고 관찰하는 것이 주치의의 중요한 역할이라고 생각합니다.

한 달 전부터는 잠도 설친다고 했습니다. 갱년기 영향과 더불어 근막통증증후군 때문에 수면에도 문제가 생긴 것으로 보였습니다. 대개 이런 경우는 심화를 다스리면서 근막통증증후군이 좋아지게 되면 수면 문제도 개선이 되기에 너무 걱정하지 않아도 된다고 말씀드렸습니다.

다행히 술은 마시지 않았지만 커피는 일주일에 한 번 정도 마신다고 했습니다. 술과 커피는 별다른 변수로 보이지 않았습니다.

양 발바닥이 따끔거린다고 했습니다. 특히 골반 쪽으로 불편함이 생기면서 심해졌다고 하는 것으로 볼 때 일자허리보다는 근막통증증후군의 영향으로 보였습니다. 대개 이런 경우는 통증 유발점을 해결하면 하부의 문제는 사라지게 됩니다.

머리가 아프고 기억력이 떨어지는 증상은 근막통증증후군이 목과 어깨 주위에 생겼을 때 가장 흔하게 나타나는 관련 증상 중 하나입니다. 연관통으로 눈 충혈, 눈 피로, 기억력이나 집중력 장애, 두통이나 편두통 등이 있습니다.

일자목과 일자허리가 있는 상태이지만 남편이 골프를 좋아해 한 달에 2~3회 정도는 같이 라운딩을 한다고 했습니다. 이 상태에서 골프를 치게 되면 경추디스크, 허리디스크의 발생 가능성이 높아지기에 횟수를 줄이거나 목과 허리에 부담을 덜 주는 다른 스포츠로 전환하는 것도 좋다고 알려드렸습니다.

환자분에게 적용한 치료 방법은 다음과 같습니다.

1 스트레스로 인한 심화를 다스리면서
2 아픈 곳을 만지거나 마사지 하지 말고
3 본인만의 확인법을 하지 않으며
4 목, 어깨, 허리 주변 근육을 풀어주고
5 시선을 눈높이로 하면서
6 목, 어깨, 허리, 양손, 양발의 정렬을 바로 하고
7 기혈순환을 시켜 근막을 정상화하면서
8 원기를 끌어올려 근막을 활성화하고
9 어깨가 기울어진 느낌이 든다고 해서 불필요한 어깨 돌리기, 가슴 펴기 등을 하지 않으면 고통과 괴로움에서 벗어날 수 있습니다.

병원 후기를 찾던 중 화려한 후기들이 보여 해당 병원에 갔던 적도 있는데, 막상 가보면 환자분과는 맞지 않는 것 같아 치료를 중도 포기한 적도 여러 번 있다고 했습니다.

"정말 마지막이라는 심정으로 견우한의원에 왔는데, 원장님이 말씀하신 대로 치료가 진행되면서 이번에는 나을 수 있겠다는 확신이 들었습니다. 좋아지는 게 몸으로 느껴지니 희망이 생겼습니다."

견우한의원을 통해 희망을 가지고 건강한 일상을 되찾은 환자분들을 볼 때면 한의사가 되기를 정말 잘했다는 생각이 듭니다.

환자분의 적극적인 의지와 치료에 대한 열망이 확실하다면 고치지 못하는 병은 없습니다. 올바른 주치의를 만나 환자에게 가장 맞는 치료법만 제대로 찾는다면 충분히 회복할 수 있습니다.

17

일본에서 왔습니다

| 40대 초반 프로그래머 임상 사례 |

"항상 머리가 띵하고 멍해서 일에 집중하기 힘들었는데 이제는 집중도 잘 되고 일어났을 때 개운해 하루가 상쾌합니다. 머리가 맑으니 세상이 달라 보입니다. 20년 동안이나 시달렸는데 치료가 돼서 너무 기쁩니다."

오랫동안 근막통증증후군으로 고생하다가 치료를 위해 일본에서 한국으로 오셨던 40대 초반 남자 프로그래머 환자분의 사례입니다.

"컴퓨터를 오래 하다 보니 목, 어깨, 양 능형근, 양 견갑골이 뻐근하고 결립니다. 작년에 한국에 입국했을 때 정형외과에서 검사를 했는데 X-ray, MRI상 이상은 없었고 근막통증증후군 때문에 그런 것 같다고 했습니다. 이렇게 불편한 지 20년은 된 것 같습니다. 후두통이 계속해서 있고 머리가 아픈 게 가장 불편합니다. 항상 띵하고 멍합니다. 가끔은 편두통이 강하게 올 때도 있습니다. 5년 전부터 양 손목, 양 삼각근, 배, 양 엉덩이 주변도 뻐근하고 결립니다. 도무지 일에 집중할 수가 없어서 치료를 위해 한국에 들어왔습니다."

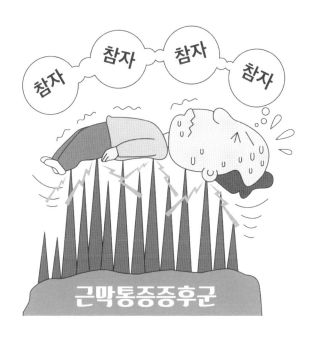

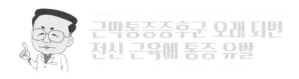

근막통증증후군은 한 달을 가지고 살아도 고통스러운 병인데 20년이라는 긴 시간 동안 고통을 당했다고 합니다. 이 정도가 되면 거의 모든 근육에 근막통증증후군이 있다고 해도 과언이 아닙니다. 도미노처럼 전신의 근육으로 서서히 퍼지기 때문입니다. 환자분의 경우도 근막통증증후군의 호발 부위인 거의 모든 곳에 통증 유발점이 있었습니다.

온몸이 뻐근하고 결리며, 후두통이 계속 있어 도저히 일에 집중할 수 없었다고 합니다. 일뿐만 아니라 일상생활도 얼마나 힘드셨을까요? 치료를 위해 정형외과를 다녀봤지만 아무리 치료해도 잠깐만 좋아질 뿐 호전이 없었다고 합니다. 주변을 수소문하던 중 견우한의원을 알게되었다고 합니다.

근막통증증후군에 대한 좋은 치료 사례와 실제로 환자분처럼 오랫동안 고통을 받았지만 빠르게 회복했던 사례에 대해서도 자세히 알려드렸습니다.

환자분의 경우 이미 오랫동안 통증에 노출되다 보니 누구보다 치료에 대한 의지가 확고했습니다. 이번에 끝을 보겠다고 하면서 한국에 오신 터라 저도 최선을 다해서 한 템포 빨리 움직이며 치료에 임했습니다.

먼저 근막통증증후군이 왜 생겼으며, 이렇게 오랫동안 지속되는 이유가 무엇인지 정확히 파악할 필요가 있었습니다. 그래야 재발이 없는 확실한 근본 치료가 가능하기 때문입니다.

환자분은 잘못된 자세, 늘 만연된 긴장, 업무에서 오는 스트레스, 외국 생활을 하면서 느끼는 쓸쓸함 등이 겹치면서 근막통증증후군이 발전한 것으로 보였습니다.

근막통증증후군이 이렇게 오래 지속되는 이유는 매우 간단합니다. 치료하지 않는다고 해서 당장 어떻게 되는 병이 결코 아니기 때문입니다. 뻐근함, 결림, 당김, 쪼임 등의 참을 만한 불편함을 야기하기에 처음에는 근육통인가 하면서 지내다가 대개 자신만의 방법으로 해결되지 않거나 통제되지 않을 때 치료를 시작합니다. 그러다 보니 "얼마나 되셨어요?" 하고 물으면 2~3년 정도 된 것 같다고 하는 경우는 아주 양호하며, 10년 이상은 된 것 같다고 하는 경우를 심심치 않게 접할 수 있습니다.

환자분의 전신통증 중에서 가장 힘들어 하셨던 부분은 두통이었습니다. 특히 후두통으로 인해서 항상 머리가 띵하고 멍해서 일에 집중할 수가 없다고 하셨습니다. 이 부분만큼은 꼭 고치고 싶다고 하셨습니다. 이 부분에 통증이 있다면 가장 먼저 의심해 봐야 하는 것은 바로 목디스크입니다.

다행히 환자분의 경우 목디스크는 없어 근막통증증후군에서 파생하는 연관통으로 보였습니다. 후두통에 대한 걱정과 스트레스가 극심한 상태였습니다. 환자분께는 이런 경우 근막통증증후군이 잘 다스려지면 두통은 씻은 듯이 사라질 것이니 너무 걱정할 필요가 없다고 말씀드렸습니다.

대개는 목과 어깨, 등을 중점적으로 치료하면서 증상의 호전을 파악하고 이대로 전체적인 증상이 좋아지면 치료 종료로 이어지지만, 치료 후에도 일정 기간 부분적인 불편함이 계속되면 해당 부위도 같이 치료하는 방식으로 치료를 진행하게 됩니다.

그러나 환자분의 경우 증상이 오래되다 보니 전신에 불편함이 있어 처음부터 부분이 아닌 전체적인 접근 방식으로 치료를 진행했습니다. 특정 부위를 더 불편하다고 호소하는 경우는 해당 부위에 대한 집중 치료를 병행했습니다.

환자분은 상당히 차분한 성격을 가지고 있었고, 자기 관리가 철저한 분으로 보였습니다. 대개 이런 분들이 극도의 혹은 지속적인 스트레스에 노출되면서 발생하는 것이 근막통증증후군으로 여기에 잘못된 자세, 과음, 불면 등이 더해지면서 더욱 심해지는 양상을 보이게 됩니다.

다행스럽게도 술을 마시지 않는다고 했고, 커피도 거의 마시지 않는다고 했습니다. 커피와 술은 근막통증증후군을 악화시킬 수 있기 때문에 치료하는 동안에는 자제하는 것이 좋습니다.

진료하는 내내 계속해서 아픈 부위를 만지거나 마사지하기도 했습니다. 이전부터 뻐근하거나 결림이 심해지면 마사지를 받거나 폼롤러 등으로 아픈 부위를 풀었다는 말씀을 하셔서 더 이상 아픈 부위에 대한 불필요한 자극을 하지 말 것을 부탁드렸습니다. 이미 충분히 했지만 계속해서 나빠지기만 한다면 문제가 있는 것이기에 이제는 새로운 방식의 치료법이 필요하다고 말씀드렸습니다.

오랫동안 고통을 당하고 있던 질환인 만큼 걱정도 컸지만 시간이 지날수록 몸이 달라지는 것 같다고 하셨습니다. 치료를 종료하기 전부터 환자분의 표정이 한결 밝아져서 정말 기쁘고 다행이라는 생각이 들었습니다.

환자분에게 적용한 치료 방법은 다음과 같습니다.
1 충분한 수면과 휴식을 취하고
2 시선을 눈높이로 하면서
3 아픈 곳을 만지거나 마사지 하지 말고
4 본인만의 확인법을 하지 말며
5 전신의 아픈 근육을 풀어주면서
6 목, 어깨, 허리, 다리의 정렬을 바로 하고
7 기혈순환을 시켜 근막을 정상화하면서
8 원기를 끌어올려 근막을 활성화하면
고통과 괴로움에서 벗어날 수 있습니다.

"두통 때문에 너무 힘들었는데 원장님 말씀처럼 근막통 증증후군이 사라지니 두통도 싹 사라졌습니다. 일까지 쉬면서 한국에 온 건데 치료까지 실패하면 어쩌지 하면서 걱정이 많았습니다. 치료 기간 내내 고민도 많이 들어주시고 꼼꼼하게 치료해 주서서 감사합니다."

치료하는 동안 환자분과 많은 이야기를 나누었습니다. 회복하려는 의지가 강하긴 했지만 일까지 중단하고 한국에 온 만큼 걱정도 많아 보였습니다. 치료를 포기하지 않는다면 꼭 건강한 일상을 되찾을 수 있다는 확신을 드리려 노력했습니다.

환자에게 맞는 최적의 치료도 물론 중요합니다. 하지만 진정한 주치의는 환자의 마음 또한 신경을 쓰고 치유할 줄 알아야 한다고 생각합니다. 질환에 대해 고민이 있다면 함께 나누고 치료하며, 불편했던 부분들을 하나하나 해결해 드리고 싶습니다.

18

10년 넘게 등결림으로 고생하고 있습니다

| 40대 후반 건축사 임상 사례 |

"아침마다 뻐근하고 결려서 기상 전에 항상 30분은 씨름을 했던 것 같은데 이젠 결리지 않으니 아침이 상쾌하고 하루하루가 행복합니다. 전보다 스트레스도 줄었고 일에만 집중할 수 있어 만족스럽습니다."

서울 용산구 한남동에 소재한 건축사 사무소에 다니는 40대 후반 여자분의 사례입니다.

통증의 시작은 결혼 후 남편과 시댁이 하는 사업으로 인해 스트레스가 쌓이면서 시작되었다고 합니다. 통증을 가지고 산 지 벌써 10년째. 처음에는 목과 어깨가 뻐근하고 결리기 시작하더니 차차 양 날갯죽지, 양 날개뼈로 퍼져 나 갔다고 합니다. 얼마나 하루하루가 고통스럽고 힘드셨을 까요? 일주일만 가지고 있어도 버거운 통증을 10년이나 가지고 계셨다고 하니 주치의로서 마음이 아팠습니다.

"처음에는 참을 만했습니다. 그러나 시간이 지날수록 너무 뻐근하고 결려서 아픈 부위를 도려내고 싶은 심정이었습 니다. 정형외과에 가서 X-ray, MRI 검사를 했고 근막통증 증후군 판정을 받았습니다. 충격파에 도수치료까지 오랫 동안 받았지만 아무런 효과가 없어 더 이상 치료를 받지 않 았습니다. 올해 1월에 에스컬레이터에서 뒤로 넘어졌는데 그 이후에 등결림이 더욱 심해졌습니다. 잠시라도 주무르 거나 만지지 않으면 쪼이고 당기고 뻐근한 불편함으로 인 해 일상생활도 힘들 정도입니다. 아침마다 누가 등을 짓밟 고 때린 것처럼 뻐근하고 결려서 너무 힘듭니다. 저녁에 잘 때는 1시간 이상을 뒤척거리다 겨우 잠듭니다."

정형외과에서 오랫동안 치료를 받았지만 효과가 없어 이 미 회복을 포기한 상태였습니다. 얼마나 통증이 심했으 면 아픈 부위를 도려내고 싶은 마음이 들었을까요? 1월 에 생긴 넘어짐 사고로 인해 환자분의 증상은 더욱 악화

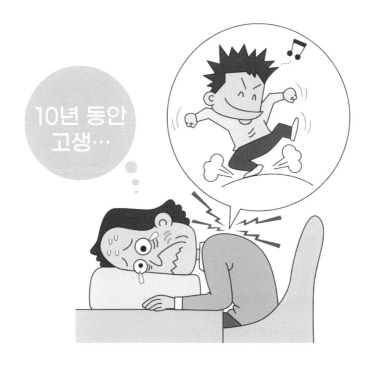

된 상태였습니다.

마지막이라는 생각으로 새로운 치료에 도전하고 싶어 견우한의원을 찾았다고 합니다. 다양한 회복 사례를 말씀드리며 환자분과 이야기를 이어나갔습니다. 오랫동안 가지고 있던 질환이기에 환자분은 걱정이 많아 보였습니다. 정확한 원인 분석과 환자분에게 맞는 치료가 병행된다면 회복할 수 있기에 너무 걱정하실 필요는 없다고 말씀드렸습니다.

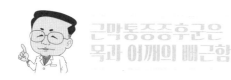
건축사 사무소에 다닐 때부터 목과 어깨에 뻐근함, 결림, 당김, 쪼임 등의 근막통증증후군이 있었다고 합니다. 그러다가 남편과 결혼을 하면서 이런저런 부분이 맞지 않았는데 때마침 시댁 사업도 잘 풀리지 않아 스트레스가 겹치면서 증상이 더욱 심해졌다고 합니다.

대개 근막통증증후군은 목과 어깨에서 시작해 날갯죽지, 날개뼈로 퍼져 나가는데 환자의 증상에 따라 편차가 있기는 하지만 한쪽 날갯죽지에 퍼지는데 3년 전후, 양쪽에 퍼지는데 5년 전후의 시간이 걸립니다. 환자분의 경우는 벌써 10년 이상이라 이미 묵은지 등결림이 된 지 오래입니다.

이렇게 증상이 오래되면 일부 환자에서는 아픈 부위를 도려내고 싶다는 험악한 표현을 하기도 합니다. 그만큼 많이 힘들다는 방증입니다. 치료가 되면서 서서히 불편함이 줄어들 테니 조금만 기다려 달라고 말씀드렸습니다.

이런 극단적인 표현을 하는 분일수록 환자분의 협조 여

부에 따라 짧게는 2주 전후, 길게는 2달 전후가 되면 불편함이 반 이하로 줄어드는 경우를 자주 보게 됩니다. 근막통증증후군은 그만큼 질병에 대한 환자분의 이해와 협조가 무엇보다 필요한 증후군입니다. 시간이 길어지더라도 해당 질환에 대해 환자분이 정확하게 이해할 수 있게 충분히 설명해 드리려고 노력합니다.

재발이 없는 회복을 위해서는 주치의뿐만 아니라 환자분의 긍정적인 치료 의지도 꼭 필요합니다.

진료실에서 살펴보니 여느 묵은지 근막통증증후군 환자와 마찬가지로 불편한 부위를 계속해서 주무르고 있었습니다. 그래서 바로 주의를 드렸습니다. 아픈 부위를 만지거나 마사지하면 지금 당장은 좋은 것 같고 풀리는 것 같지만 계속해서 주위로 퍼지게 된다고 말씀드렸습니다. 재발이 없는 치료를 원하신다면 만지거나 마사지하지 말고 환자분의 확인을 멈추는 게 좋다고 알려드렸습니다.

이런 말을 하면 일부 환자에서는 근육이 굳으면 어떻게 하나, 아픈데 어떻게 만지지 않을 수 있나, 좋아지는 것은 어떻게 알 수 있나 등의 불만어린 호소가 나오기도 하는데 먹고 마시고 움직이는 등의 일상적인 활동이 가능한 환자가 특정 부위를 자극하거나 만지지 않았다고 해서 근육이 굳는 경우를 본 적이 없습니다.

기본적으로 아프다는 것은 염증 반응을 의미합니다. 쉽게 알려드리겠습니다. 손등에 상처가 생기면 상처 부위에 후시딘을 바르고 만지지는 않죠. 그런데 만약 상처 부위를 계속해서 만지거나 마사지하면 어떻게 될까요? 점점 덧나거나 상처가 깊어집니다. 해당 부위는 피부라는 보호막이 있어 염증이 보이지 않을 뿐이지 그런 곳을 자극하면 증상은 더욱 발전하게 됩니다.

환자분이 통증 부위에 대한 생각을 잊고 주의사항을 잘 지키면서 치료를 열심히 받다 보면 어느새 자신도 모르게 아픈 곳에 대한 불편함이 사라진 것을 경험하게 됩니다. 굳이 치료 중에 아픈 곳을 자극함으로써 치료 이전보다 나아졌는지를 확인할 필요가 없습니다.

다양한 시도를 해보았지만 별다른 효과가 없었으니 견우한의원의 티칭 내로 눈 딱 감고 잘 따르는 환자들의 경우 예후도 상당히 양호하지만 혹시나 하는 마음에 기존 행동 패턴을 유지하는 경우는 장기간에 걸쳐 고통을 받는 경우를 종종 보게 됩니다.

근막통증증후군을 치료하려면 일단 마음을 비워야 합니다. 주치의를 무조건 믿고 따를 수 있는 자세가 되어야 빠른 치료 효과가 나타날 수 있습니다.

같은 질환이라고 해서 모든 환자들에게 같은 주의사항을 티칭하지는 않습니다. 환자마다 가지고 있는 직업, 생활 환경, 질병의 정도가 모두 다르기 때문에 상황에 맞게 부담 없이 지킬 수 있는 주의사항 위주로 티칭을 하려고 노력합니다.

근육통과 근막통증증후군의 차이를 들라면, 근육통은 아픈 부위를 자꾸 주무르거나 적당한 스트레칭을 해주면 회복이 빨라지지만 근막통증증후군은 해당 부위를 만지거나 마사지하면 그 순간은 좋아질지 모르지만 근막에 대한 자극이 되면서 증상이 더욱 심해지는 게 다릅니다. 그것은 근육통과 근막통증증후군이 비슷한 것처럼 보여도 서로 다른 통증이기에 치료법도 달라져야 한다는 것을 의미합니다.

"근막통증증후군은 단순히 근육이 뭉치고 결리는 병인 줄 알았는데 이렇게 자세히 설명해 주시니 답답함이 풀리네요. 원장님 말씀대로 눈 딱 감고 제대로 치료를 받아보겠습니다."

환자분께 진행했던 치료 방법은 다음과 같습니다.

1 목과 어깨, 날갯죽지, 날개뼈 주변의 근육을 풀어주면서
2 아픈 곳에 대한 불필요한 자극을 줄이고
3 가급적 시선을 눈높이로 하면서
4 자신만의 확인법을 하지 말고
5 중간중간 맥켄지 신전법을 하고
6 기혈순환을 시켜 통증 유발점의 원인을 제거하며
7 원기를 끌어올려 근막을 정상화시켜 주고
8 목, 어깨, 등의 바른 정렬을 도와주면

괴로움과 고통에서 벗어날 수 있습니다.

치료 기간 동안 이전에 가지고 있던 환자만의 확인법이나 잘못된 스트레칭을 중단해 주셨고, 알려드린 주의사항들을 지키면서 치료도 열심히 하셨습니다. 그런 덕분에 환자분이 원하던 대로 통증이 모두 해결되었고, 좋은 결과를 만들 수 있었습니다.

환자분의 긍정적인 치료 의지와 주치의에 대한 믿음이 있었기에 가능했던 결과라고 생각합니다. 더 이상 고통스럽지 않다는 말에 함께 기뻐했던 기억이 납니다.

"10년을 가지고 있던 병입니다. 치료고 뭐고 다 포기하고 싶은 심정입니다."
"잠을 제대로 자본 지가 언제인지 통증 때문에 하루하루가 고통스럽습니다."
"아픈 부위를 도려내고 싶을 정도예요. 이렇게 더는 살고 싶지 않습니다."

통증을 오랫동안 가지고 있거나 심한 경우 마음의 병도 커지기 마련입니다. 그런 환자분들을 마주할 때면 늘 진정성 있고 따뜻한 마음으로 치료에 임해야 한다고 생각합니다. 필요하다면 심리치료도 병행하고 있습니다.

더 이상은 마음의 병과 고통을 혼자 짊어지지 마시고 견우한의원을 통해 새로운 치료에 도전하셨으면 좋겠습니다. 단순히 치료만 하고 끝나는 것이 아닌, 앞으로 다가올 일상도 행복하게 보낼 수 있도록 성심껏 도와드리겠습니다.

19

아침이면 승모근이 뻐근하고
왼쪽 목이 뻣뻣해서 고통스럽습니다

| 30대 후반 웹툰 작가 임상 사례 |

"웹툰을 그릴 때면 항상 오른쪽 날갯죽지가 신경이 쓰였는데 이제 그림에만 집중할 수 있습니다. 그래서 그런지 팬들의 반응도 더 좋아진 것 같습니다. 뻐근함, 당김도 전혀 없고 무엇보다 빠르게 회복되어서 너무 만족스럽습니다. 이 모든 게 원장님 덕분입니다."

서울 강남구 신사동에 거주하면서 웹툰을 그리는 30대 후반 남자 작가분의 사례입니다.

3년 전에 목욕탕에서 혼자 때를 밀고 난 후 오른쪽 날갯죽지 주위로 콩알 크기의 뭉침이 생겼다고 합니다. 처음

에는 대수롭지 않게 생각해 며칠 지나면 풀리겠지 하면
서 지냈다고 합니다. 그러다가 2년 정도 지나니 날갯죽지
주위로 쥐어짜는 불편함이 생겼다고 합니다.

진작 치료를 시작했더라면 이렇게까지 고통스럽지 않았
을 텐데 하면서 늘 후회했다고 합니다. 정형외과에 내원
해서 권유하는 치료는 모두 받아봤지만 불만족스러운 결
과만 이어지고 우울한 마음은 걷잡을 수 없이 커졌다고

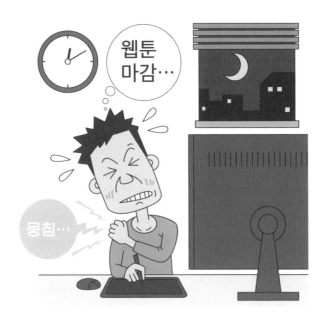

합니다. 환자분의 이야기를 더 들어보았습니다.

"나중에는 승모근까지 설명하기 힘든 뻐근함, 당김, 쪼임이 생겼습니다. 올해 7월에 무거운 물건을 들고 나서 오른쪽 날개뼈 주변으로 결리는 증상이 더 심해졌습니다. 2달 전에 정형외과에서 X-ray, MRI 검사상 근막통증증후군이라고 해서 주사, 도수, 충격파 치료도 받았지만 별다른 효과는 없었습니다. 최근에는 아침이면 승모근이 꽉찬 느낌이 들고 오른쪽 목까지 뻣뻣해서 고통스럽습니다. 주무를 때만 잠시 풀립니다. 그림을 그릴 수가 없어요. 제 직업은 마감 시한을 지켜야 하는데 그림을 그리는게 힘들어지니 스트레스만 더 쌓여갑니다."

환자분의 직업인 웹툰 작가는 고액 연봉을 받으면서 잘나가는 직종이지만 업무 강도와 스트레스가 어떤 직업보다도 심하고 경쟁도 상당히 치열하다고 합니다. 그런데몸이 따라주지 않으니 얼마나 답답하셨을까요? 그림을다시 그리지 못하게 될까 봐 두렵고 잠도 오지 않았다고합니다.

이야기를 듣는 내내 마음이 무겁고 어떻게 하면 환자분

이 다시 걱정 없이 그림에만 집중할 수 있을까 오랫동안 고민했던 기억이 납니다.

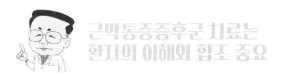

근막통증증후군 치료는
환자의 이해와 협조 중요

웹툰 작가라는 직업적인 특성상 내려다보는 일이 일상다반사. 일상을 컴퓨터로 시작해 컴퓨터로 끝낸다고 합니다. 그러다 보니 목과 어깨결림은 기본이라고 했습니다. 이럴 때 목과 어깨를 주무르기보다는 맥켄지 신전법을 하면서 뻐근하거나 결리는 곳에는 아이스팩을 부탁드렸습니다. 특히 아침에 일어나면 승모근이 꽉 찬 느낌이 든다고 해서 기상 후 바로 할 것을 지도했습니다.

아이스팩은 통증과 저림, 핫팩은 혈액순환 목적으로 하루에 10분에서 20분 전후로 2~3회 할 것을 추천합니다.

작업 중 시간이 날 때면 빨리 걷기나 가벼운 조깅을 하는 게 좋다고 알려드렸습니다. 환자분의 경우 내려다보면서 작업을 하는 경우가 많아 빨리 걷기나 가벼운 조깅을 하면 시선을 눈높이로 하는 훈련을 할 수 있고, 전신의 긴장을 풀면서 전체적인 근육의 조화를 꾀할 수 있어 사무직처럼 장시간 앉아 있는 직업군에게 자주 권하는 운동입니다.

운동의 정도는 하루에 1시간에서 2시간 전후로 하는 것을 추천하지만 몸 상태가 준비되지 않은 분이라면 10분에서 20분 전후로 해서 시간 날 때마다 하다가 차근차근 늘려나가는 것을 권하기도 합니다. 환자분의 경우는 업무 강도도 높고 몸 상태도 좋지 않았기 때문에 10분에서 20분 전후로 시작할 것을 추천해 드렸습니다.

근막통증증후군은 환자분처럼 외상으로 발병하기도 하지만 별다른 원인 없이 생기기도 합니다. 대개는 강박적인 성격, 집착하는 성격, 혹은 자기 관리가 철저한 분들이 극도의 스트레스에 노출되면서 발생하는 경우가 많습니다. 여기에 잘못된 자세, 과음, 과로, 수면장애 등이 더해지면서 증상은 더욱 발전하게 됩니다. 환자분과 대화를 하다 보니 강박적인 성격이 보였는데 여기에 극도의 스트레스와 잘못된 자세 등이 겹치면서 증상이 발전한 것으로 보였습니다.

자세뿐만 아니라 성격도 근막통증증후군에 영향을 미칠 수 있기 때문에 대화를 하면서 꼼꼼하게 관찰하는 편입니다.

게다가 아픈 곳을 수시로 확인하고 만지는 행동을 보이면서 영역이 점점 넓어진 것으로 보였습니다. 그런 일련의 동작은 일시적으로는 통증 해소에 도움이 될지 모르지만 지속적으로 하게 되면 통증 유발점이 발달하면서 아픈 부위도 점차 늘어나기에 하지 말 것을 부탁드렸습니다.

다행히 근막통증증후군을 악화시킬 수 있는 술이나 커피는 전혀 하지 않는다고 했습니다.
다만 자기 전에 스마트폰을 30분 정도 한다고 했습니다. 잠자리에서 스마트폰을 하게 되면 어두운 실내라도 눈으로 블루라이트가 끊임없이 들어와 수면 유도 호르몬인 멜라토닌 분비를 억제해 수면을 방해하게 됩니다. 수면 장애는 근막통증증후군을 악화시킬 수 있는 인자 중 하나이기에 가급적 수면 전에는 스마트폰 사용을 자제할 것을 부탁드렸습니다.

처음에는 반신반의하면서 치료에 임하셨던 환자분이었는데 치료를 시작한 지 2주 정도 지나니 얼굴색이 많이 밝아졌습니다. 치료를 시작하자 목과 승모근이 편해졌다고 좋아했고, 곧이어 날갯죽지, 날개뼈까지 편해졌다며 기뻐하셨습니다.

"과연 고칠 수 있을까 의심도 했는데 원장님께서 하라는 대로 열심히 따라하니 이렇게 좋아지네요. 정말 신기합니다. 요즘은 그림을 그려도 불편하지 않고 스트레스도 줄어 너무 행복합니다."

더 이상 불편함이 없어 행복하다는 말에 안심이 되었습니다. 근막통증증후군은 무엇보다 환자의 이해와 협조가 중요합니다. 질환에 대해 충분히 이해하고 기존의 생활 패턴을 과감하게 바꾸려는 확고한 의지가 있어야 치료 속도도 빨라지고 환자의 예후도 좋은 편입니다.

주의사항부터 치료 과정까지 충분히 설명을 드린 후 환자분이 완벽하게 이해했을 때 본격적으로 치료를 시작합니다.

환자분에게 적용한 치료 방법은 다음과 같습니다.

1 심신의 안정을 추구하면서
2 가급적 시선을 눈높이로 하고
3 목, 어깨, 날갯죽지, 날개뼈 주변 근육을 풀어주면서
4 목, 어깨, 날갯죽지, 날개뼈의 바른 정렬을 도와주고
5 아픈 부위에 대한 불필요한 자극을 하지 말며
6 기혈순환을 시켜 통증 유발점의 원인을 제거하고
7 원기를 끌어올려 근막을 활성화시켜 주면

고통과 괴로움에서 벗어날 수 있습니다.

업무 강도와 스트레스가 심해 이런저런 걱정도 많았지만 치료를 할수록 생각도 긍정적으로 바뀌었다고 합니다. 원하던 방향대로 치료가 돼서 감사하다는 말도 여러 번 하셨던 기억이 납니다. 환자분처럼 몸과 마음이 긍정적이고 온전할 때 더 빠른 회복도 가능합니다.

주치의는 치료를 하는 것도 중요하지만 환자의 니즈를 정확하게 파악해 치료에 녹여낼 수 있어야 한다고 생각합니다. 오직 환자만을 위한 한의원을 만들어야 한다는 철학을 가지고 치료에 임하고 있습니다.

"통증 때문에 잠을 잘 수가 없어요. 아침마다 고역입니다."

"도저히 일에 집중을 할 수가 없습니다. 방법이 없을까요?"

"안 받아본 치료가 없는 것 같은데, 더 좋은 치료 방법이 있나요?"

통증 때문에 일에 집중할 수도, 잠을 편하게 잘 수도 없다면 얼마나 우울하고 고통스러울까요? 이런 이야기를 들을 때마다 마음이 무겁고 어떻게 위로를 드려야 할지 고민합니다.

이미 다른 병원에서 각종 치료로 몸과 마음까지 지쳤을 것입니다. 고치지 못하는 근막통증증후군은 없다고 생각합니다. 환자분 증상과 상황에 맞는 궁극의 치료법을 찾아 끝까지 도와드리고 싶습니다.

20

서혜부와 허리 주위로
쓰라림, 아림, 따가움이 있습니다

| 60대 초반 건설현장 소장 임상 사례 |

"서혜부, 허리 주변으로 화끈함, 따끔함, 쓰라림과 같은
설명할 수 없는 불편함이 씻은 듯이 사라졌습니다. 기적
처럼 일상이 달라졌습니다. 그동안 벨트를 못 해 민망했
는데 이젠 그런 불편함이 전혀 없습니다. 정말 수고하셨
습니다."

서울 강남구 청담동에 살면서 아파트 건설현장 소장으로
근무하는 60대 초반 남성 환자분의 사례입니다.
3~4개월 전부터 시작된 허리, 엉덩이, 서혜부의 통증으로
불편함이 너무 심해 어느 병원에 가야 하나 고민하던 중

비뇨기과에 먼저 내원했다고 합니다.

검사 결과 아무 이상이 없어 대학병원에 가게 되었고, 근막통증증후군 판정을 받았다고 합니다. 건설현장에서 일을 하다 보니 일도 바쁘고 아픈 것도 아니어서 가벼운 통증이라고 생각해 넘겼는데 허리까지 통증이 퍼지면서 너무 당황스러웠다고 합니다.

환자분의 이야기를 더 자세하게 들어보았습니다.

"대학병원에서 CT, MRI, 근전도 검사까지 했는데 4, 5번에 허리디스크가 살짝 보이기는 하지만 걱정할 정도는 아니고 나이에 맞는 수준의 퇴행성이라고 하면서 근막통증증후군 때문에 그런 것 같다고 했습니다. 아침이면 허리벨트 주변이 동그랗게 쓰리고 아려서 벨트를 멜 수가 없어 벨트를 차지 않고 출근합니다. 뱃가죽이 얼얼하고 손을 못 댈 정도로 아픕니다. 팬티 고무줄이 닿아도 쓰리고 아리면서 따갑습니다. 옷을 입는 게 고역이고 마치 남의 살 같습니다. 허리, 엉덩이 주변으로 화끈거리고 난리도 아니어서 잠을 못 자고 있습니다. 어디에 가서 이야기도 못 하겠고 정말 미치겠습니다."

작은 불편함을 시작으로 이제는 벨트를 차지 못할 정도

의 고통이 되었다고 합니다. 얼마나 통증이 심했으면 옷을 입는 게 고역이라고 표현을 하셨을까요? 대학병원에서 근막통증증후군 판정을 받긴 했지만 원인을 알 수 없어 답답하셨다고 합니다.

하루 빨리 회복을 도와드려야겠다는 마음에 환자분의 일상과 업무 환경에 대해 자세히 들어보았습니다.

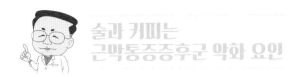

건설현장에 있다 보니 이런저런 사람을 만나고 현장에서의 크고 작은 문제들로 늘 불안과 스트레스의 연속이라고 했습니다. 거기에 건설현장 특성상 술은 늘 달고 살고, 피곤함이 함께 하기에 술과 커피를 자주 마신다고 하셨습니다. 술과 커피는 근막통증증후군의 악화 요인 중 하나이기에 삼갈 것을 부탁드렸습니다.

통증도 통증이지만 환자분이 느끼고 있는 스트레스에 대해서도 해결이 필요해 보였습니다.

처음에는 왼쪽 서혜부에 조그맣게 증상이 생기다가 왼쪽 엉덩이를 거쳐 오른쪽 엉덩이로 퍼졌고, 차츰 오른쪽 서혜부로 뻗어나갔다고 합니다.

증상 초기에 방문하셨더라면 치료 기간도 짧고 고생도 덜 하셨겠지만 이미 주변으로 많이 퍼진 상태여서 회복이 가능할지 걱정하고 계셨습니다.

환자분이 주의사항을 잘 준수하고 치료에 적극적으로 참여하면 좋은 결과가 있을 거라고 안심시켜 드렸습니다. 환자분이 더 이상 불안해하지 않고 긍정적인 마음으로 치료를 받아야 좋은 결과가 나올 수 있다고 생각합니다. 충분히 안심시켜 드리고 본격적인 치료에 들어갔습니다.

상담 중에 느낀 점은 정확한 것을 좋아하는 완벽한 성격의 소유자로 원리원칙을 굉장히 중시한다는 느낌을 받았습니다. 대개 이와 같이 강박적인 혹은 집착하는 성격, 자기 관리가 철저한 분들이 극도의 스트레스에 노출되면서 발생하는 내표적인 증후군 중 하나가 근막통증증후군입니다. 여기에 잘못된 자세, 과음, 과로, 불면 등이 더해지면서 증상이 더욱 발전하게 됩니다.

환자분의 경우 일상화된 스트레스, 술, 커피, 3~4시간 왕복 운전, 과로 등이 복합적으로 연결되면서 증상이 발전한 것으로 보였습니다.

이야기를 들으면서 환자분이 그동안 얼마나 힘드셨을지 상담하는 내내 마음이 무거웠습니다. 최대한 환자분이 상황에 맞게 적용할 수 있는 주의사항 위주로 티칭을 해드렸고 심리치료도 병행했습니다.

서혜부에서 증상이 시작됐고, 혹시 전립선까지 오면 어쩌나 하면서 먼저 비뇨기과에 방문해 각종 검사를 받았다고 합니다. 병원에서는 검사상 별다른 이상이 없다고 하면서 계속 불편하면 허리 문제일 수도 있으니 정형외과에 가서 추가 검사를 해보라고 하여 정형외과에 가게 되었고, 최종적으로 근막통증증후군이라는 판정을 받게 되었다고 합니다.

서혜부와 허리 주위로 불편함이 느껴져 두드려 보기도 하고 스트레칭도 하면서 해당 부위에 다양한 자극을 주었다고 합니다. 그러나 그런 행위를 하면 할수록 증상은 점점 심해졌다고 합니다.

우선 그런 동작부터 하지 말 것을 부탁드렸습니다. 근막에 대한 불필요한 자극은 증상을 악화시키기 때문입니다. 아픈 부위를 자꾸 만지거나 마사지하기보다는 아이스팩을 하도록 부탁드렸습니다. 혹은 다른 생각을 하거나 좋아하는 노래를 큰 소리로 부르거나 콧노래를 하는 등 통증에 대한 생각에서 벗어날 수 있는 무언가를 하는 게 중요하다고 말씀드렸습니다. 통증에 집착하다 보면 자신도 모르게 손이 가고 자극하게 되면서 근막통증증후군은 더욱 발전하게 되기 때문입니다.

벨트를 하면 벨트 걸리는 부분이 너무 쓰리고 아리고 따끔거린다고 해서 치료하는 동안은 벨트를 하지 말 것을 부탁드렸고, 벨트가 없는 편한 옷 착용을 부탁드렸습니다. 나중에 편해지면 얼마든지 할 수 있으니 걱정하지 말라고 말씀드렸습니다.

근막통증증후군을 심화시키는 요인 중 하나가 고정된 자세로 앉아 있기입니다. 서울과 근무지를 이동하는 3~4시간 왕복 운전이 여기에 해당됩니다. 일을 쉬면서 치료하는 게 가장 좋지만 여건상 쉬는 것은 어렵다 하여 병행하면서 할 수 있는 주의사항을 티칭해 드렸습니다.

오래 앉아서 무언가를 집중해서 보다 보면 아무리 좋은 자세를 취해도 목과 어깨, 허리의 중심이 무너지기 마련이고, 이로 인해 주변 근막에 영향을 미치면서 근막통증 증후군이 심해질 수 있습니다.

그래서 작업 중 20~30분에 한 번은 일어나면 좋은데 운전 상황이라 그럴 수 없다면 앉은 상태에서 목을 뒤로 넘기는 스트레칭을 중간중간 하는 것도 좋습니다. 아울러 중간에 휴게소가 보이면 10~20분 전후로 충분한 휴식을 취한 다음 운전할 것을 추천합니다.

장시간 앉아서 컴퓨터 작업을 하는 분이라면 모니터에 30분에 한 번 일어나기 등의 포스트잇을 붙이거나 스마트폰 등에 알람을 설정해 화장실 다녀오기 등의 생활 습관을 만드는 것도 좋습니다.

"일을 잠시 쉬어야 하나 정말 고민을 많이 했는데, 일을 하면서도 치료를 할 수 있다고 하니 안심이 됩니다. 질문도 많이 한 것 같은데 다 들어주시고 꼼꼼하게 설명해 주셔서 감사합니다."

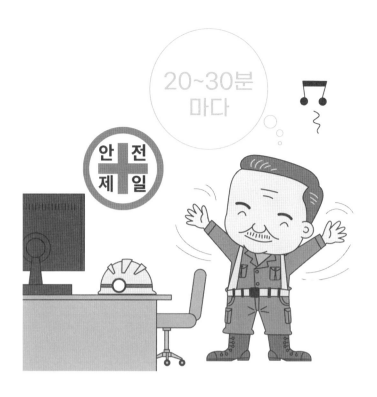

여러 질문 중 환자분이 가장 고민했던 부분은 건설현장에서의 근무였습니다. 치료와 과연 병행할 수 있을지 걱정이 되고 고민을 많이 하셨다고 합니다. 의료진은 환자의 상황을 고려하여 치료 방법을 찾아야 한다고 생각하기 때문에 환자분의 고민을 그대로 넘기지 않고 대화를 통해서 끝까지 방법을 찾아나갔습니다.

같은 근막통증증후군이라 하더라도 환자마다 처한 상황과 환경이 다르기 때문에 시간이 걸리더라도 환자와의 대화를 통해서 가장 궁금해 하는 부분, 가장 힘들어 하는 부분이나 고민을 대화를 통해서 자세히 파악하려고 합니다.

환자분께 진행했던 치료 방법은 다음과 같습니다.

1 운전 시 시선을 눈높이로 하면서
2 장시간 운전을 피하고
3 본인만의 확인이나 자극을 하지 말며
4 술, 커피 섭취량이나 횟수를 조절하고
5 서혜부, 허리 주변 근육을 풀어주고
6 심신의 조화를 꾀하면서
7 허리의 정렬을 바르게 해주고
8 기혈순환을 시켜 근막을 정상화하고
9 원기를 끌어올려 근막을 활성화하면

고통과 괴로움에서 벗어날 수 있습니다.

환자분이 원하는 방향대로 일과 치료를 병행할 수 있었고, 알려드린 주의사항을 지키니 통증과 스트레스도 많이 줄었다고 하셨습니다.

통증 때문에 자다 깨는 일도 없고 통증도 사라져 벨트도 편하게 착용할 수 있어 너무 만족스럽다고 하셨습니다. 견우한의원을 온전히 믿고 따라주셔서 고마운 마음이 들었습니다.

"일을 그만둘 수는 없는 상황입니다. 치료와 병행하기는
어려울까요?"
"통증이 심해지기 전에 왔어야 하는데 너무 늦은 건 아니
죠?"
"옷을 입는 게 힘들 정도로 너무 아픕니다. 이렇게 계속
살아야 할까 봐 두렵습니다."

치료의 시작이 너무 늦은 건 아닌지, 하고 있는 일이 치료
에 방해되는 건 아닌지 다양한 고민 때문에 힘겨워하시
는 환자분이 종종 있습니다. 혼자서는 이런 고민을 풀어
나갈 수 없다고 생각합니다.

단순히 통증만을 치료하는 것이 아닌, 환자가 원하는 바
가 무엇인지 진정성 있는 대화를 통해 풀어드리려 최선
을 다하고 있습니다.

통증을 오랫동안 가지고 있던 만큼 마음의 병도 함께 커
져 있을 거라고 생각합니다. 치료 종료 후 긍정적인 마음
으로 일상으로 돌아갈 수 있게 도와드리고 싶습니다.

21

진통제 없이는
잠을 잘 수가 없어요

| 60대 후반 공인중개사 임상 사례 |

"잠을 푹 잘 수 있어 너무 행복합니다. 잠을 자려고 누우면 이리 뒤척 저리 뒤척 하면서 한두 시간을 헤매야 겨우 잘 수 있었는데 이제는 누우면 바로 잡니다. 어깨, 허리, 날갯죽지에 있던 불편함이 사라지니 세상 참 좋네요."

서울 도봉구 창동에서 공인중개사를 하면서 10년 넘게 근막통증증후군으로 고생한 60대 후반 남자분의 사례를 소개합니다.

고통의 시작은 10년 전, 외상에 대한 기억은 전혀 없고 갑자기 오른쪽 어깨에 불편함이 생겼다고 합니다. 뻐근하고 결리는 게 지속되어 7년 전에는 정형외과에 갔고 그곳에서 근막통증증후군 판정을 받았다고 합니다.

한 달만 시달려도 짜증나고 고통스러운 근막통증증후군을 10년 동안이나 앓고 있었다니… 이야기를 듣고 놀랐던 기억이 생생합니다. 얼마나 고통스럽고 두려운 시간을 보내셨을까요? 차분하게 이야기를 더 들어보았습니다.

"7년 전에 방문했던 정형외과에서 권하는 치료는 모두 받았습니다. 하지만 나아지는 건 잠시 뿐 허리에도 비슷한 증상이 생겼습니다. 오른쪽 능형근과 견갑골을 누르면 결리면서 아프고, 자다가 눌리면 아파서 새벽 내내 잠을 설칩니다. 제대로 푹 자본 기억이 최근에는 전혀 없습니다. 어떤 때는 숨을 쉬는 것도 고역입니다. 근막통증증후군이 심해 5년 전부터는 진통제를 먹지 않으면 잠을 자지 못합니다. 최근에는 기존의 불편함과 다른 통증이 생겨 2주 전에 병원에 가서 MRI를 찍었는데 오른쪽 어깨에 극상근 부분파열도 있다고 합니다. 7년 전에 제대로 치료했더라면 이렇게까지 고생하지 않았을 것 같은데 너무 후회되고 우울합니다."

시간이 지날수록 아픈 곳은 늘어나고, 통증도 심해지면서 환자분의 일상은 엉망이 되었다고 합니다. 제발 잠이라도 편하게 자고 싶다고 호소하던 모습이 아직도 생생하게 기억납니다. 두 손을 꼭 잡아드리며 치료 시기가 늦지 않았으니 재발이 없는 회복을 도와드리겠다고 약속드렸습니다.

얼마나 힘드셨을까요? 아니 얼마나 고통스러웠을까요? 처음 진료실에 들어오셨을 때는 통증에 장시간 시달려서인지 지치고 고달픈 모습이었습니다.
하지만 치료가 진행되면서 얼굴색이 점점 밝아지기 시작했습니다. 그러자 가족들도 아빠의 얼굴이 밝아지는 것 같다면서 열심히 치료하라는 응원까지 받았다고 하셨습니다.

그렇게 고질병 같던 근막통증증후군을 드디어 고치게 되었을 때 제가 오히려 후련한 기분이 들었습니다. 완치 판정 후 진료실에 들어와서는 신문지를 깔고 저에게 큰절을 한 유일한 환자분이기도 합니다.
제가 잘나서가 아니라 환자분의 고질병인 근막통증증후군이 나아서 기쁨의 큰절을 하신 것입니다. 정말 감사합니다.

회복에 이르기까지 환자분과 참으로 많은 대화를 하며 최적의 치료법을 찾기 위해 최선을 다했습니다.

그동안 뻐근함, 결림, 당김, 쪼임이 너무 심해 일상생활뿐만 아니라 생업에도 상당한 지장을 겪었다고 합니다. 당연히 일에 집중할 수 없고 일도 손에 잡히지 않았을 것이며 자꾸 짜증만 나는 일상의 연속이었을 것입니다.

진통제 없이는 일상생활을 전혀 할 수 없었다고 합니다.

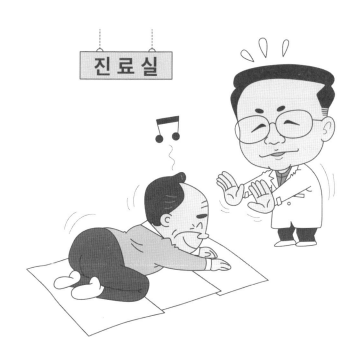

그러면서 위장도 나빠지고 붓는 느낌도 받았지만 진통제 없이는 생활을 할 수가 없어 아플 때면 어쩔 수 없이 약을 먹으면서 버텼다고 합니다.

근막통증증후군의 경우 아픈 곳을 만지거나 마사지하면 일시적으로 좋아지기도 하지만 근육통과 달리 그런 일련의 행동이 근막을 자극하면서 근막통증증후군이 점점 심해져 통증 부위가 넓어질 수 있습니다. 목, 어깨, 등, 허리, 엉덩이, 흉쇄유돌근, 겨드랑이, 서혜부 등에 호발하지만 꼭 거기에만 생기는 것이 아니라 근육이 있는 곳이라면 어디든 발생할 수 있습니다.

여기서 중요한 포인트는 아픈 곳을 자극하지 말아야 한다는 것입니다. 아픈 곳을 풀기 위해서 주무르거나 마사지 등을 하게 되면 근막을 자극하게 되면서 증상이 심해지고 부위도 점점 더 넓어지게 됩니다.

근막통증증후군은 근육통이 아닙니다. 오히려 이럴 때는 아픈 곳에 아이스팩을 10~20분 전후로 해서 하루에 2~3회 하는 게 좋습니다.

환자의 증상을 들은 다음 혹시 다른 곳에도 문제가 있는 지를 살펴보았습니다. 성격상 예민하고 잠을 깊게 자지 못하며 소화가 잘 안 되는 편이고 완벽주의적인 면이 있 다고 하셨습니다.

일단 성격 부분은 단기간에 해결하기 어려워 하루에 한 두 시간 전후로 빨리 걷기나 가벼운 조깅을 부탁드렸고, 소화 부분은 소화에 장애를 줄 수 있는 밀가루 음식 등의 섭취를 조심할 것을 부탁드렸습니다. 술과 담배는 전혀 하지 않는다고 했습니다.

소화가 되지 않으면 배를 누를 때가 많다고 하여 절대 하 지 말 것을 부탁드렸습니다. 습관적으로 배를 자극하게 되면 배 주위로 근막통증증후군이 생기면서 또 다른 불 편함을 야기할 수도 있기 때문입니다.

극상근 부분파열의 경우 가져오신 MRI를 보니 한방 치료 로 충분히 개선이 가능할 것 같아 병행 치료를 진행했습 니다.

근막통증증후군이 심해 3년 전부터는 진통제를 먹지 않

으면 잘 수 없다고 해서 통증이 어느 정도 제어될 때까지
는 한방 치료를 하면서 진통제를 같이 드셔도 좋다고 말
씀드렸습니다. 이런 경우 진통제 투여를 갑작스럽게 중
지하게 되면 환자분이 의존할 수 있는 대상이 갑자기 사
라지면서 증상이 갑작스럽게 심해지는 경우도 있어 병행
투여를 하다가 좋아지면 차차 줄여나가는 방식으로 유도
를 하는 편입니다.

최근에는 환자분의 부인까지 치료를 진행하고 있습니다.
오른쪽 어깨에 견쇄관절염이 생겨 치료를 하고 있습니
다. 본인의 치료 결과가 좋아 지인이나 가족을 소개해 주
실 때면 치료하는 보람을 제대로 느낍니다. 한의사 하기
를 정말 잘했다는 생각이 듭니다.

환자분께 진행했던 치료 방법은 다음과 같습니다.
1 목, 어깨, 등, 허리 주변 근육을 풀어주면서
2 아픈 곳에 대한 불필요한 자극을 줄이고
3 소화 장애의 원인이기도 한 기체를 다스려 주면서 위장 운동
   을 활성화시키고
4 스트레스로 인한 심장 열을 다스려 주고
5 기혈순환을 정상화시켜 근막통증증후군의 재발을 막아주면서

6 원기를 끌어올려 근막을 정상화하는 치료를 진행하고

7 목과 어깨, 등, 허리의 정렬을 도와주면서

8 회전근개 부분파열도 병행 치료를 해

이전처럼 건강한 생활을 누릴 수 있도록 최대한 도와드렸습니다.

처음에는 '과연 나을 수 있을까?' 하는 의구심으로 견우한 의원을 찾았다고 했습니다.
여러 병원에서 치료를 했지만 호전이 없었다면 당연히 의구심을 가질 수밖에 없다고 생각합니다.

그러나 주의사항을 잘 준수하고 치료를 열심히 받으면서 어느새 근막통증증후군으로 인한 불편함이 하나씩 줄어드니 일에 대한 집중도도 높아지고 진통제 없이 자고 있는 자신을 발견했다고 합니다.
아침에 기상하면 늘 뻐근하고 결려서 일어나는 게 힘들고 진통제부터 찾았는데 그런 불편함이 말끔히 사라져 가뿐하게 일어난다고 하셨습니다.

근막통증증후군은 주치의에 대한 믿음이 매우 중요합니다. 그래야 환자가 새로운 치료에 자신 있게 도전할 수 있

기 때문입니다. 기존의 치료로 되지 않았다면 그 방법을 고수할 것이 아니라 용기를 내서 새로운 치료에 도전하는 멋진 결단이 필요합니다. 그래야 원하는 결과를 얻을 수 있습니다.

"처음 내원했을 땐 과연 나을 수 있을까 하는 의심부터 들었어요. 치료 시기도 늦었다는 생각이 들어 계속 걱정만 했습니다. 하지만 치료를 하면서 하루하루 몸이 달라지는 게 느껴져 점점 치료에 대한 확신과 자신감이 생겼습니다. 매일 먹던 진통제도 이제 필요가 없어져 정말 행복합니다."

진정성 있는 대화를 통해 환자분의 치료 의지를 긍정적으로 바꾸어 드리는 것은 주치의의 중요한 역할이라고 생각합니다.

10년간 가지고 있던 고질병이 나을 거라고는 생각하지 못했을 것입니다. 하지만 몸이 달라지는 것을 직접 느끼면서 확신이 들고 자신감도 생겼다고 합니다. 견우한의원을 믿고 따라주신 환자분께 다시 한 번 감사하는 마음을 전하고 싶습니다.

"10년을 가지고 있던 병입니다. 치료를 시작하기엔 너무 늦은 게 아닐까요?"

"진통제 없이는 하루도 버틸 수 없습니다. 사는 것 같지가 않아요."

"잠을 제대로 자본 지가 언제인지? 하루라도 아침에 상쾌하게 일어나고 싶습니다."

근막통증증후군 때문에 하루하루가 고통이고, 잠조차 제대로 잘 수 없는 상황. 만약 이 글을 읽고 계신 분들 중에서도 이런 고민을 갖고 있다면 절대 망설이지 말아야 합니다.

새로운 치료의 시작으로 건강하고 행복했던 일상을 되찾는 건 어떨까요? 정확한 원인 분석과 환자분의 긍정적인 치료 의지, 그리고 올바른 치료가 병행된다면 얼마든지 회복이 가능하다는 걸 꼭 알려드리고 싶습니다.

22

임플란트 후
입안이 쪼입니다

| 30대 후반 무역업 사장님 임상 사례 |

"임플란트를 하면 불행 끝 행복 시작일 줄 알았는데 이렇게 고생할 줄은 몰랐습니다. 하지만 원장님 덕분에 건강을 되찾고 체중도 정상으로 돌아왔습니다. 정력도 살아났고 요즘은 통증이 없으니 살맛이 납니다."

서울 동작구 사당동에 살면서 석유화학 관련 무역업에 종사하는 30대 후반 남자 환자분의 사례입니다.

평소 이가 좋지 않아 벼르고 벼르던 임플란트를 3개나 진행했다고 합니다. 임플란트를 하기 전에는 아픈 곳이 전혀 없었는데 임플란트를 시작하면서 입안이 쪼이기 시작해 흉쇄유돌근, 가슴, 겨드랑이까지 안 쪼이는 곳이 없었다고 합니다. 도대체 통증이 왜 생긴 건지, 임플란트와 무슨 관계가 있는 건지 답답하면서 황당했다고 합니다. 치과에서는 아무런 이상이 없다고 하고 임플란트도 잘 됐다고 하는데 이런 불편함은 어디서 오는 건지 환자분 입장에서는 도무지 이해할 수 없었다고 합니다. 이야기를 좀 더 자세히 들어보았습니다.

"흉쇄유돌근으로 해서 가슴, 겨드랑이까지 안 쪼이는 곳이 없었는데, 이제는 목과 어깨, 날갯죽지, 날개뼈까지 하루 종일 뻐근하고 쪼이고 당겨서 도저히 일을 할 수 없습니다. 최근에 결혼도 했는데 부부생활도 원활하지 않고 체중도 3개월 사이에 5kg 정도 빠진 것 같습니다. 제발 저 좀 살려 주세요. 모든 일상이 한순간에 엉망이 되었습니다."

그러던 중 병원에서 근막통증증후군 판정을 받고 수소문 끝에 견우한의원을 찾게 되었다고 하셨습니다.

이미 근막통증증후군으로 인해 일과 부부생활까지 모두

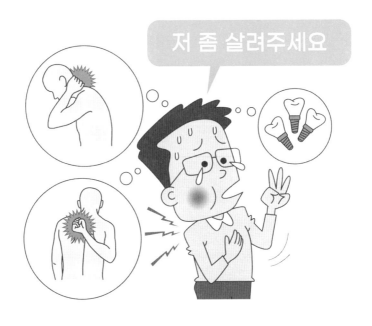

엉망이 된 상태였습니다. 우울한 표정으로 제발 살려달라고 애원하던 환자분의 모습이 지금도 기억납니다.

마음을 진정시켜 드리고, 임플란트뿐만 아니라 일상이나 근무 환경에는 문제가 없는지 차근차근 파악해 나갔습니다.

입안에서 시작된 불편함이 차츰 흉쇄유돌근, 목과 어깨쪽으로 증상이 뻗어나갔다고 합니다. 임플란트 주위로 쪼임이 느껴져 혀로 불편한 부위를 자극하고 그러면서 쪼임이 더 심해졌고, 증상이 전신으로 퍼진 것으로 보였습니다. 그러자 식욕마저 떨어져 부부생활도 원만하지 않게 되면서 체중감소로까지 이어진 것으로 보였습니다.

얼마나 통증이 심했으면 식사조차 제대로 할 수 없었을까요? 하루 빨리 회복을 도와드리고 싶었습니다.

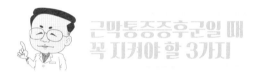

근막통증증후군이 생기게 되면 꼭 지켜야 할 3가지 사항이 있습니다.

첫째, 해당 부위 만지지 않기

불편한 곳을 자극하게 되면 순간적으로는 불편함이 덜해지는 것 같기도 하지만 이로 인해서 근막이 자극되면서 증상이 주변으로 퍼지게 됩니다.

둘째, 생각하지 않기

불편한 부위에 대한 생각을 하면 손이 가기 마련이고 환자분처럼 확인하기 시작합니다. 불필요한 자극은 근막통증증후군을 악화시킬 수 있습니다.

셋째, 확인하지 않기

치료가 잘 되고 있나, 조금 좋아졌나 하면서 궁금해 하는 마음은 충분히 이해합니다. 하지만 이는 근막을 자극할 수 있어 추천하지 않습니다.

환자분은 근막통증증후군에 대해 이야기를 듣기 전까지는 왜 이 질환이 생겼는지 도무지 이해할 수 없다고 여러 차례 말씀하셨습니다. 여러 상황을 말씀드리며 임플란트로 시작되어 왜 근막통증증후군이 생겼는지 차근차근 설명해 드리니 답답했던 마음이 풀린다고 하셨습니다.

치료를 하는 것도 중요하지만 먼저 환자가 해당 질환에 대해 충분히 이해하고, 치료에 대한 믿음이 생겨야 좋은 결과가 나올 수 있다고 생각합니다.

환자분께 진행했던 치료 방법은 다음과 같습니다.

1 입안, 흉쇄유돌근, 가슴, 겨드랑이, 목과 어깨, 날갯죽지, 날개뼈 주변의 근육을 풀어주면서
2 아픈 곳을 확인하지 말고
3 목, 어깨, 가슴, 등, 겨드랑이의 바른 정렬을 도와주며

4 기혈순환을 정상화시켜 재발을 막아주고
5 원기를 끌어올려 근막통증증후군을 유발한 입 주위 근육을 기본으로 관련 근막의 정상화를 유도하는 치료를 진행하였습니다.

"통증이 하나씩 사라지니 정말 신기했습니다. 하나하나 꼼꼼히 체크해 주시고, 진료를 받으러 올 때마다 불편한 건 없는지 늘 물어봐 주셔서 감사합니다."

환자의 건강한 일상을 되찾아드리기 위해선 불편함을 느끼는 부분이 무엇인지 정확히 파악하고 진료에 들어가야 합니다. 근막통증증후군으로 인해 통증을 느끼는 부분들이 많았지만 환자분의 적극적인 치료 의지가 함께 병행되면서 좋은 결과를 낼 수 있었습니다.

"임플란트를 했을 뿐인데 왜 근막통증증후군이 생긴 걸까요?"
"체중도 줄고 결혼생활도 엉망입니다. 하루빨리 치료하고 싶어요."
"통증이 너무 심해서 성격마저 예민해졌습니다."

같은 근막통증증후군이라 하더라도 환자마다 가지고 있는 고민은 다릅니다.

통증 때문에 일상이 엉망이 되고, 생계와 연관되어 있는 근무 환경까지 영향을 받고 있는 상황에서 통증까지 지속된다면 얼마나 답답하고 우울한 마음이 들까요?

견우한의원은 통증뿐만 아니라 환자분이 가지고 있는 고민 하나하나를 진심을 다해 풀어드리려 최선을 다하고 있습니다.

회복은 더 이상 남의 이야기가 아닙니다. 새로운 치료에 도전하셔서 건강했던 일상으로 하루빨리 돌아가셨으면 좋겠습니다.

23

관자놀이가 화끈거려요

| 30대 중반 방송국 피디 임상 사례 |

"요즘은 야근을 해도 목과, 어깨, 머리가 전혀 아프지 않아서 집중이 잘 됩니다. 턱에서 소리도 나지 않고 통증도 싹 사라졌습니다. 앞으로도 원장님이 알려주신 주의사항을 잘 지켜야겠어요."

서울 송파구 잠실에 사는 30대 중반 방송국 여자 피디 분의 사례를 소개합니다.

이를 꽉 깨부는 습관이 생긴 지 3~4년 정도 되었고, 6개월 전부터는 원인 모를 목, 어깨, 머리 통증이 시작되었다고 합니다. 이미 그전부터 목과 어깨가 계속해서 뻐근하고 결리고를 반복해 불편함을 느끼고 있던 상황이었다고 합니다. 방송국 피디 특성상 야근이 많은데 통증으로 인해 일에 집중할 수 없어서 답답한 마음에 정형외과부터 찾았다고 합니다.

"3~4주 전부터는 왼쪽 허리에 뻐근한 통증이 생겼습니다. 2주 전 정형외과에서는 허리 X-ray상 이상이 없다고 했습니다. 통증이 있으면 소화도 잘 되지 않고 어느 때부턴가 뒷골도 당기고 관자놀이가 화끈거리는데 두통약을 먹어도 사라지지 않습니다. 병원에서는 근막통증증후군 때문에 관련 증상이 생긴 것 같다고 하는데 그냥 온몸이 아파 죽겠어요. 어디에 통증이 생길지 하루하루가 무섭습니다."

정형외과에 다니면 나을 줄 알았지만 호전이 되지 않아 너무 답답하다고 했습니다. 이제는 어디에 통증이 더 생길까 하루하루가 무서울 정도라고 말씀하셨습니다. 그동안 얼마나 고통스러웠으면 저렇게까지 두려워하실까 걱정이 앞섰습니다.

누구보다 근막통증증후군 치료에 자신이 있었기에 이 지

굿지굿한 통증을 여기서 끝내드리겠다고 약속드렸습니다.

30대 중반의 방송국 피디로 야근이 다반사고 시청률에 대한 압박도 상당하다고 했습니다. 아울러 늘 컴퓨터와 스마트폰에 빠져 살았다고 합니다.

스트레스와 습관화된 잘못된 자세, 거기에 일상화된 야

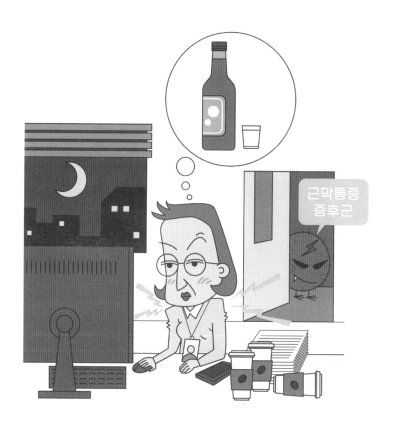

근까지… 근막통증증후군이 생기기 딱 좋은 최적의 환경을 갖추고 있었습니다.

근막통증증후군에 대해 좀 더 자세히 설명해 드리니 왜 생기게 되었는지 이해가 간다며 궁금증이 풀렸다고 하셨습니다.

환자 본인이 가지고 있는 통증에 대해 정확한 원인도 모르고 생각한 것처럼 치료도 잘 되지 않는다면 답답하고 무서울 수밖에 없다고 생각합니다. 본격적인 치료에 들어가기 전에 충분한 설명을 통해 환자가 좀 더 적극적으로 치료에 임할 수 있도록 이해를 돕습니다.

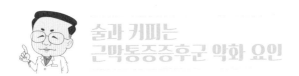

술과 커피는
근막통증증후군 악화 요인

술과 커피를 자주 마신다고 했습니다. 술과 커피는 근막통증증후군을 악화시키는 요인 중 하나로 절제하면 정말 좋지만 어렵다면 양과 횟수를 조절해야 합니다. 특히 커피의 경우 오전 10시 이전에 마시는 게 좋고 오후에는 가급적 피하는 게 좋습니다. 카페인이 우리 몸에 들어와 소변으로 배출되기까지 9시간 정도의 시간이 걸려 수면을 방해할 수 있기 때문입니다. 절제가 힘들다면 커피를 잠시 입에 물었다가 가글 후에 뱉는 방식을 활용하는 것도 좋습니다.

노트북으로 대부분의 작업을 한다고 했습니다. 가능한 데스크탑을 사용하는 것이 좋지만 그럴 수 없다면 받침대를 사용해 화면의 가운데가 눈높이로 오도록 설치할 것을 부탁드렸습니다. 내려다보게 되면 떨어지는 머리를 잡기 위해서 목덜미 근육, 특히 승모근이 받아야 하는 압력이 1cm당 2~3kg씩 증가하기에 일반적인 스마트폰 자세를 하게 되면 22~23kg 전후의 무게가 목덜미 근육에 가해져 목 결림, 어깨 결림이 더욱 심해지게 됩니다.

가장 고민이었던 이를 꽉 깨무는 습관은 생긴 지 오래되면서 턱에서 소리도 나고 통증까지 생겼다고 합니다. 특히 부피가 큰 햄버거나 오징어와 같이 딱딱한 음식을 먹을 때면 너무나 고역이라고 했습니다.

이미 턱관절장애도 어느 정도 진행된 상태였습니다. 특

별하게 딱딱하거나 부피가 큰 음식을 선호하는 것 같지는 않았습니다. 아무래도 스트레스가 심해지면서 나타난 증상으로 보였습니다. 이런 동작을 지속하게 되면 증상마저 심해질 수 있어 이를 꽉 깨무는 습관을 조심할 것을 부탁드렸습니다. 물론 일부에서는 습관 조절이 힘든 경우 마우스피스를 사용해야 하는 경우도 있습니다. 근막통증증후군뿐만 아니라 턱관절장애에 대해서도 적극적인 병행 치료를 진행했습니다.

뒷골이 당기고 관자놀이가 화끈거리는 증상은 목과 어깨쪽의 근막통증증후군이 심해지면서 머리로 올라가는 신경과 혈관이 눌리면서 생기는 연관통으로 보여 치료가 진행되면서 차차 사라질 거라고 말씀드렸습니다.

통증을 느끼는 부분들이 많았기에 하나하나 짚어가며 치료 방법을 찾아갔고, 그에 맞는 주의사항을 꼼꼼하게 티칭해 드렸습니다. 본격적인 치료를 시작하기도 전에 꼼꼼하게 알려주셔서 감사하다는 말을 여러 번 들었던 기억이 납니다. 그 누구보다 환자분이 빨리 회복했으면 하는 마음이 간절했던 것 같습니다.

환자분께 진행했던 치료 방법은 다음과 같습니다.

1 목과 어깨, 양턱, 관자놀이, 뒷골 주변 근육을 풀어주면서
2 술과 커피를 조심하고
3 시선을 눈높이로 하는 바른 자세를 취하면서
4 목, 어깨, 양턱의 바른 정렬을 도와주고
5 스트레스로 인한 심장의 화를 다스려 주면서
6 소화 장애를 유발하는 기체를 다스려주면서 위장 운동을 활성화하고
7 기혈순환을 정상화시켜 근막통증증후군의 재발을 막아주면서
8 원기를 끌어올려 근막의 정상화를 유도하는 치료를 진행했습니다.

"턱에서 소리도 안 나고, 온몸이 아팠는데 말끔히 해결되니 살맛이 나네요. 여기서도 치료가 안 되면 어쩌나 걱정을 많이 했는데 괜한 걱정을 했던 것 같습니다."

다른 병원을 다녀오신 분들 중에는 마지막이라고 생각하고 내원하는 경우도 있습니다. 유명한 정형외과나 대학병원에서도 호전되지 못했는데 여기서도 회복하지 못하면 어쩌지 하면서 걱정하며 오시기도 합니다.

각종 치료로 그동안 고생하셨을 환자분을 생각하면 늘 마음이 무겁습니다. 그럴수록 치료도 중요하지만 더 따뜻한 마음으로 환자분께 힘이 되어드려야 한다고 생각합니다.

마음의 짐을 덜어드리고 편안한 마음으로 치료를 받을 수 있도록 친절한 상담으로 치료를 시작합니다. 아직 새로운 치료가 두렵고 통증에 지쳐 자포자기한 환자분도 계실 것입니다. 행복했던 통증 없는 일상을 다시 한 번 떠올려보세요. 적극적으로 치료하면 얼마든지 그때로 돌아갈 수 있습니다.

24

임신부인데
제발 살려주세요

| 30대 후반 초등학교 선생님 임상 사례 |

"임신 3개월째여서 모든 게 두렵고 무서웠습니다. 하지만 하루하루 몸이 좋아지는 걸 느끼면서 기쁜 마음으로 치료를 받을 수 있었습니다. 산부인과에서 아이도 건강하다고 하니 안심이 됩니다."

서울 용산구 소재 초등학교에 근무하는 30대 후반 초등학교 여자 선생님의 사례입니다.

오래전부터 목과 어깨 결림을 만성적으로 달고 살았지만 두 달 전에 이사를 하면서 뻐근함, 결림, 당김, 쪼임이 더욱 심해졌다고 합니다. 최근에는 자려고 누우면 화끈거림마저 생겼다고 했습니다. 치료가 필요할 것 같아 정형외과에 방문했지만 임신한 상태이기 때문에 특별하게 해줄 수 있는 게 없다는 말만 들었다고 합니다.

아픈데 치료를 받을 수 없다니 얼마나 답답하셨을까요? '진작 치료를 받았어야 하는데…' 하면서 후회를 하던 환자분의 모습이 아직도 생생하게 기억납니다.

"전에 다니던 정형외과에서 근막통증증후군이라고 했습니다. 참을 만한 정도여서 치료를 했다 안 했다를 반복했는데 이사를 하면서 스트레스를 많이 받은 탓인지 증상이 걷잡을 수 없을 정도로 심해졌습니다. 임신한 상태라 정형외과에서는 해줄 수 있는 게 없다고 하더라고요. 출산할 때까지 이대로 살아야 하는 건지. 인터넷 검색을 하다가 견우한의원을 알게 되었습니다."

근막통증증후군이 있는 상태에서 이사와 임신으로 인한 정신적, 육체적 스트레스가 심해지면서 증상이 악화된 것으로 보였습니다. 제발 살려달라고 애원하는 임신 3개월째인 초등학교 선생님의 사정이 너무 안타까웠습니다.

근막통증증후군 때문에 얼마나 불편하고 힘드셨을까요? 환자분과의 상담 중 이번엔 꼭 치료하고 말겠다는 진심이 느껴졌습니다. 그만큼 많이 시달렸을 거라는 생각이 들었습니다.

임신 중이라는 중요한 상황과 치료와 병행해야 하는 교사 일에 최대한 방해가 되지 않도록 치료 방법과 주의사항을 하나씩 티칭해 나갔습니다.

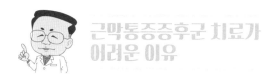

근막통증증후군 치료가 어려운 이유

근막통증증후군은 처음부터 심한 것이 아니라 초기에는 불편함이 있다 없다를 반복합니다. 그래서 증상 초기에 치료를 시작하기보다는 어느 정도 발전하고 난 후 치료를 시작하는 경우가 많습니다.

증상을 악화시키는 일반적인 원인으로는 잘못된 자세, 과음, 과로, 불면, 스트레스 등이 있지만 별다른 원인 없이도 증상이 악화되기도 합니다. 때로는 외상으로 심해

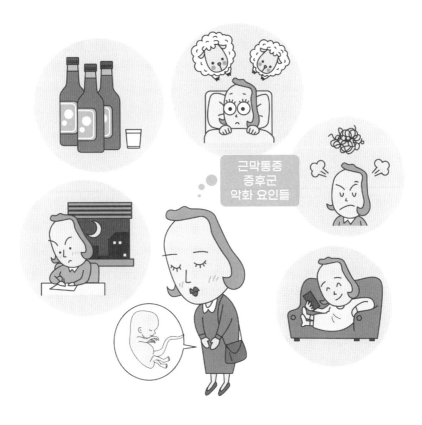

지기도 합니다.

일시적인 악화는 대개 2~3일 정도면 정상으로 돌아오는
데 이때 불편한 부위에 과도한 자극을 주게 되면 증상이
악화되면서 주변 근막으로 더 퍼질 수도 있습니다.

무겁고 뻐근하고 결릴 때 집에 있는 마사지건을 할 때는 좋은데 계속 주무르게 되고 계속해서 손이 간다고 말했습니다. 전형적인 근막통증증후군 증상으로 해당 부위에 자극을 하게 되면 그 자극으로 인해 일시적으로 좋아지는 것 같은 느낌을 받기도 하지만 그런 행위로 인해 근막이 자극을 받으면서 근막통증증후군은 더욱 발전하게 됩니다.

일단 아픈 곳에 대한 자극을 하지 말 것을 부탁드렸습니다. 손이 가면 아픈 곳에 아이스팩을 10분에서 20분 전후로 해서 누르거나 압박하지 말고 살포시 올려두고 조금씩 이동하면서 하루에 2~3회 전후로 할 것을 부탁드렸습니다.

집안일을 하면 통증이 더 심해진다고 합니다. 매일 해도 끝이 없는 집안일. 할 때마다 통증이 심해지니 얼마나 짜증이 나고 고통스러웠을까요? 집안일의 경우 특히 내려다보는 동작이 많은데 그런 동작을 자주 혹은 장시간 하게 되면 승모근 주위에 과도한 압력이 걸리면서 목과 어깨 결림이 더 심해질 수 있기에 실거지라든가 화장실 청소, 전기청소기 사용 시 남편 분의 도움을 받을 것을 부탁드렸습니다. 남편분에게 환자분의 상태에 대해 충분히 알리고 도움을 받을 필요가 있다고 말씀드렸습니다.

아침에 일어나면 저리기까지 한다고 했습니다. 혹시나 하는 마음에 목디스크 검사도 받아봤지만 목에는 아무런 이상이 없다는 판정을 받았다고 합니다. 수면 자세를 물어보니 돌아누워서 잔다고 합니다. 돌아누워서 자게 되면 근막통증증후군의 유무와 상관없이 수면 중에 목이나 허리가 돌아가면서 기상 시 종종 통증을 유발하게 됩니다. 이럴 때도 아픈 곳을 만지거나 마사지하기보다는 아이스팩과 맥켄지 신전법을 적절히 활용하는 게 좋습니다.

저린 원인을 설명해 드리며 치료하면 좋아질 거라고 말씀드리니 어느새 얼굴이 점점 밝아졌습니다. 그동안 원인모를 통증과 저림 때문에 너무 고생을 하셨다고 합니다.

저리다고 해서 아픈 부위를 주무르거나 마사지하면 그 순간은 저림이 덜할지 모르지만 근막통증증후군이 더 심해질 수 있습니다.

수면 자세의 경우 천장을 보고 잘 수 있으면 가장 좋지만 치료 중에 수면 자세를 바꾸기보다는 치료가 다 끝나고 나서 서서히 바꿀 것을 추천합니다. 치료 중에 수면 자세를 바꾸게 되면 잠이 안 오면서 증상이 더욱 심해질 수 있기 때문입니다.

외관상 어깨는 정상으로 보였고 병원에서도 검사상 정상이라고 했는데 환자분은 어깨가 말려 있는 것 같아서 자주 가슴 펴기를 한다고 했습니다. 이런 경우 오구돌기 주위로 통증 유발점이 생기면서 근막통증증후군이 발생하기도 하는데 이럴 때 가슴 펴기를 자주 하게 되면 삼각근 앞쪽으로 근막통증증후군이 발병하면서 증상을 악화시킬 수 있기에 하지 말 것을 부탁드렸습니다.

아울러 가슴 펴기를 지나치게 하다 보면 흉추 통증을 유발하는 경우도 있어 각별히 조심할 것을 부탁드렸습니다. 이런 경우 가슴 펴기를 하기보다는 시선을 눈높이로 하는 자세를 통해서 바른 어깨를 유도하는 편입니다.

환자분께 진행했던 치료 방법은 다음과 같습니다.
1 목과 어깨 주변 근육을 풀면서
2 시선을 눈높이로 하는 바른 자세를 취하게 하여 목, 어깨의 바른 정렬을 도와주고

3 아픈 곳에 대한 불필요한 자극을 피하면서

4 정신적, 육체적 스트레스로 인한 심장 열을 잡아주고

5 기혈순환을 정상화시켜 근막통증증후군의 재발을 막아주면서

6 원기를 끌어올려 근막의 정상화를 유도하는 치료를 했습니다.

"임신한 상태라 함부로 치료를 받을 수가 없어 한의원에 오기까지 걱정을 많이 했는데 방법이 있긴 하네요. 정말 꼼꼼하신 것 같아요. 열심히 치료를 받겠습니다."

얼마나 많은 걱정을 하면서 오셨을까요? 환자도 환자지만 뱃속에 아이까지 있는 상태라 스트레스를 많이 받았을 거라는 생각이 들었습니다. 그럼에도 용기를 내어 방문해 주시고 믿고 치료에 임해주셔서 감사하다는 말을 전하고 싶습니다.

치료를 진행하며 여러 가지 걱정을 했습니다. 임신을 한 상태다 보니 치료에 대해 환자가 부담을 느끼면 어쩌나, 주의사항을 너무 부담스럽게 생각하면 어떻게 하나 하면서 조심스럽게 진료를 했던 기억이 납니다.

같은 근막통증증후군이라 하더라도 환자마다 증상과 처한 상황이 다르기 때문에 최대한 환자에게 맞추어 진료를 할 수 있도록 노력합니다.

"임신한 상태다 보니 치료할 때마다 걱정이 됩니다."
"정형외과에서는 더 이상 해줄 수 있는 게 없다고 하는데 한의학으로 치료가 가능할까요?"
"진작 치료를 받았다면 이렇게 통증이 심해지진 않았겠죠? 너무 후회됩니다."

수많은 근막통증증후군 환자를 치료하다 보면 이런저런 고민을 듣게 됩니다. 고민뿐만 아니라 첫 진료부터 의심을 가지고 오시는 분들도 간혹 계십니다. 통증 때문에 고생하셨을 환자분을 생각하면 그 마음 충분히 이해합니다. 시간이 길어지더라도 환자분의 마음을 충분히 헤아려 드리고 최대한 원하는 방향으로 치료해 드리려고 노력합니다.

25

아픈 부위를
도려내고 싶습니다

| 30대 중반 공무원 임상 사례 |

"통증이 있을 때마다 아픈 부위를 도려내고 싶다는 극단적인 생각을 한 적도 많았는데, 치료하고 나니 너무 좋네요. 잠도 푹 자서 그런지 피로감도 예전 같지 않습니다. 저와 같은 환자들을 많이 치료하시잖아요? 앞으로도 그분들에게 꿈과 희망을 주셨으면 합니다."

서울 노원구에서 공무원으로 재직 중인 30대 중반 남자 환자분의 사례를 소개합니다.

2~3년 전부터 시작된 알 수 없는 통증이 있다고 했습니다. 한 곳이 아니라 여러 곳에 통증과 뻐근함이 생겨 고생

을 했다고 합니다. 목, 어깨, 오른쪽 능형근, 오른쪽 가슴, 오른쪽 겨드랑이가 화끈거리고, 목 뒤는 뻐근하고 결리고, 가슴과 겨드랑이와 목은 당기는 느낌이 있고, 날갯죽지는 쑤시는 느낌이 든다고 했습니다. 이 많은 통증을 혼자서 어떻게 견딘 건지 마음이 너무 무거웠고 환자분의 상태가 걱정되었습니다.

"견디기가 힘들어서 작년에 정형외과에 갔는데 X-ray와 MRI 검사상 경추 4, 5번에 약간의 목디스크와 일자목이 있다는 진단을 받았지만 이런 정도의 증상을 일으킬 정도는 아닌 것 같고 근막통증증후군 때문에 그런 것 같다고 했습니다. 소화도 안 되고 통증으로 잠을 깊이 못 자고 꿈을 많이 꿉니다."

소화도 잘 되지 않고 잠도 못 잘 정도의 통증이라니, 얼마나 답답하고 힘드셨을까요?
견우한의원에 오기 전에 유명하다는 한의원에 가서 침도 맞아보고, 추나도 받아보고, 정형외과에서 도수치료에 충격파, 주사치료까지 안 해본 게 없다고 했습니다.
아무리 치료해도 호전이 없어 절망적이었다고 합니다. 지푸라기라도 잡는 심정으로 주변을 수소문하던 중 견우한의원을 알게 되었다고 합니다.

환자분은 상당히 예민하면서 확실한 것을 좋아하는 스타일의 성격으로 보였습니다. 본인의 성격은 어머니를 많이 닮았는데 어머니도 상당히 예민하면서 까탈스러운 편이고 소화가 안 되며 잠을 잘 못 잔다고 했습니다.

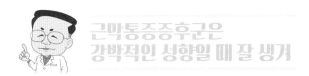

근막통증증후군은 강박적인 성향일 때 잘 생겨

근막통증증후군은 대개 강박적이거나 집착하거나 완벽주의 성향의 성격을 가진 분들이 극도의 스트레스에 노출되면서 생기는 증후군입니다. 여기에 잘못된 자세, 과음, 과로, 수면 장애 등이 더해지면서 더욱 발전하게 됩니다.

병명에 통증이라는 말이 들어가기는 하지만 절대 아프지 않습니다. 아프다기보다는 뻐근함, 결림, 당김, 쪼임, 결림 등 설명하기 힘든 참을 만한 신경이 쓰이는 불편함을 경험합니다. 조금 더 발전하면 따끔거림, 콕콕 찌름, 쓰라림, 화끈거림, 서늘함 등 설명하기 힘든 불편함을 경험하게 됩니다.

환자분의 경우도 처음엔 참을 만하여 견디다가 불편함이 심해지면서 뒤늦게 치료를 시작한 것으로 보였습니다.

"치료 시작이 너무 늦은 건 아닌가요?" 라는 질문에 "주의 사항과 치료만 잘 따라주신다면 회복할 수 있다." 며 자신감 있게 말씀드렸습니다.

증상을 덜기 위해서 혹은 확인하기 위해서 만지거나 마사지를 하면 그 순간은 덜한 것 같지만 그런 일련의 행위가 근막을 자극하게 되면서 증상 영역은 더욱 확대되기 마련입니다.

그래서 해당 부위에 대한 자극을 하지 않는 게 치료의 시작입니다. 환자분에게도 아픈 부위를 만지거나 마사지하지 말 것을 부탁드렸습니다. 일단 자극을 하면 그 순간은 덜한 것 같지만 관련 부위가 자꾸 늘어날 수 있기 때문입니다. 그러면서 자신도 모르게 근막통증증후군이라는 깊고 깊은 수렁에 빠지게 됩니다.

자꾸 손이 간다면 아픈 부위에 아이스팩을 10분에서 20 분 전후로 해서 하루에 2~3회 할 것을 부탁드렸습니다.

환자분도 여느 근막통증증후군 환자분처럼 해당 부위를 만지거나 주무르고 있었습니다. 모든 근막통증증후군 환 자들이 그런 것은 아니지만 증상이 심하거나 오래된 사 람일수록 이런 행동 패턴을 많이 보이는 편입니다.

근막통증증후군의 확인 반응 중 하나로 진료실에서 상담 을 하는 동안 이런 행위를 하지 않으면 근막통증증후군

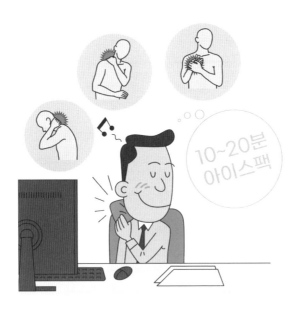

이 아니라고 해도 과언이 아닐 정도입니다. 그래서 근막통증증후군 환자인 경우 상담을 조금 더 길게 하면서 어디에 손이 가는지를 자세히 살펴봅니다.

최근 들어서 턱, 어깨, 손목, 무릎에서 '탁탁' 하는 소리가 나고 어깨에서는 '드륵드륵' 하는 소리가 난다고 했습니다. 근막통증증후군 환자를 치료하다 보면 일부 환자에서 호소하는 증상 중 하나로 소리가 난다는 말씀을 더러 하는데 소리가 난다고 해서 그 부위를 자극하면 안 됩니다. 특히 그 부위의 증상 여부를 확인하기 위해 관절을 이리저리 돌리면서 확인 동작을 하게 되면 소리가 더 커질 수 있으므로 확인하지 말 것을 부탁드렸습니다. 일부에서는 충돌증후군으로 발전하기도 합니다.

이 환자분은 술을 자주 마신다고 했습니다. 술을 좋아하는 편이고 민원도 많이 들어오는 부서에서 일하다 보니 자의반 타의반 마신다고 했습니다. 술을 마시면 통증이 덜하고, 잠도 더 잘 자는 것 같아 즐겨 마신다고 했습니다. 그러나 술은 잠들게 하는 데는 도움이 되지만 중간에 더 자주 깨게 만들어 수면의 질을 떨어뜨리기에 술을 마시는 것은 숙면에 도움이 되지 않습니다. 또 알코올이 아세

트알데히드라는 성분으로 변하면서 독소로 작용해 염증이 악화될 수 있어 근막통증증후군을 발전시킬 수 있기에 가급적 금주할 것을 부탁드렸습니다. 그것이 어렵다면 양과 횟수를 줄여달라고 당부드렸습니다. 술을 마실 수밖에 없는 환자분의 상황과 마음은 충분히 이해하지만 더 빠르고 좋은 회복을 위해 여러 번 금주에 관해 언급했습니다.

간혹 환자분 중에 덜 나쁜 술을 묻는 경우가 있습니다. 막걸리, 맥주는 덜하고 소주, 위스키는 심한 것이 아니라 술은 기본적으로 독소를 유발하기에 치료 중에는 가급적 삼가는 것이 좋습니다.

근막통증증후군을 치료하면서 가장 힘든 환자분 중 하나가 애주가입니다. 특히 술을 자주 그리고 많이 마시는 애주가일수록 술에 대한 애정이 남다릅니다. 그래서 치료 중에 금주를 요청 드렸음에도 불구하고 술을 마셔서 증상이 나빠지는 경우를 종종 보게 됩니다. 그래서 무엇보다 환자분의 협조가 중요합니다. 술이 근막통증증후군에 미치는 영향을 충분히 설명해 드리니 최대한 노력해 보겠다고 하셨습니다.

초진 환자와의 상담 말미에는 견우한의원 유튜브에 올려 놓은 근막통증증후군 주의사항을 보시고 궁금한 사항이 있으면 재진 시 질문해 달라고 부탁드립니다.

근막통증증후군은 다른 질병과 달리 아는 만큼 빨리 치료될 수 있고 예후도 좋아지기에 재진 시에도 충분한 상담 시간을 갖고 환자와의 대화를 이어가는 편입니다. 대개 증상이 심할수록, 시달린 기간이 길수록 재진 시 질문도 다양하고 많은 편입니다.

재진 시 환자분에게 질문을 드렸습니다.
"궁금하거나 묻고 싶은 거 있으세요?"

환자분은 예상대로 다양한 질문을 적어 오셨습니다.
1 유튜브 등에 보면 마사지나 스트레칭을 해야 한다고 하는데 왜 원장님은 아픈 곳을 만지거나 확인하지 말라고 하나요?
2 왼쪽 목덜미에 잡아당기는 느낌이 있는데 치료하면 이런 불편함도 사라지나요?
3 한약은 어떤 기능을 하나요?
4 치료를 자주 하면 더 빨리 좋아지나요?
5 오른쪽 어깨를 특정 각도로 움직이면 칼로 찌르는 예리한 느

껌이 있는데 이것은 근막통증증후군과는 별개의 병인가요?

6 아이스팩을 하면 근막통증증후군이 예방되나요?

7 치료가 가능한가요?

근막통증증후군 환자의 경우 재진 방문 시 어떤 행동이나 자극에 노출될 때 증상이 악화되는지 알려달라고 합니다. 재진 이후에도 수시로 어떤 외부 요인에 취약한지 체크합니다. 대개 술, 불면, 스트레스, 과로, 잘못된 자세 등이 원인이기는 하지만 예상하지 못한 무언가가 원인이 될 수도 있기에 악화 요인을 차단하는 게 중요합니다. 그리고 환자가 특정 원인을 말하면 그에 대한 대처법을 상세히 알려주어 효과적으로 대응할 수 있도록 지도합니다.

준비해 오신 모든 질문에 차근차근 답해 드리자 전에 다녔던 병원에서는 해결하지 못했던 궁금증이 풀리면서 치료 의지가 더 높아졌다고 하셨습니다. 한의학은 처음이기에 궁금한 점도, 의심스러운 점도 많았다고 합니다. 하지만 충분한 대화를 통해 해결할 수 있었고, 환자분께 치료에 대한 믿음을 드릴 수 있어 다행이라는 생각이 들었습니다.

환자분께 진행했던 치료 방법은 다음과 같습니다.

1 목과 어깨, 오른쪽 능형근, 오른쪽 가슴, 오른쪽 겨드랑이 근육을 풀어주면서
2 잘못된 자세와 생활 습관을 교정하고
3 아픈 부위를 자극하지 않도록 했으며
4 목, 어깨, 능형근, 가슴, 겨드랑이의 바른 정렬을 도와주고
5 심장 열을 다스려 심신의 조화를 추구하면서
6 소화 기능을 정상화시키고
7 막힌 기혈을 순환시켜 근막통증증후군의 재발을 막아주면서
8 원기를 끌어올려 근막의 정상화를 유도하는 치료를 했습니다.

"집과 거리가 있어서 자주 오지 못했는데 내원할 때마다 꼼꼼하게 진료해 주신다는 느낌을 받았습니다. 처음에 딱 한 번 치료를 받고 좋아지는 게 바로 느껴져서 깜짝 놀랐습니다."

자주 내원하지 못하는 환자분의 상황에 맞게 진료 하나하나에 집중하여 최선을 다했던 기억이 납니다. 그 마음까지 알아주시니 감사한 마음이 들었습니다. 늘 환자분의 상황과 형편에 맞게 치료를 이어가려 노력하고 있습니다.

근막통증증후군으로 견우한의원을 찾는 환자분들 중에 타 병원에서 치료 실패를 겪고 다양한 걱정과 고민을 안고 내원하는 경우가 많습니다. 그런 환자분들이 어떻게 하면 부담을 덜고 편안한 마음으로 치료받을 수 있을까 늘 고민합니다.

몇 달 혹은 몇 년을 고통스럽게 한 근막통증증후군을 평생 가지고 살아야 한다는 생각이 든다면 얼마나 두렵고 무서운 마음이 들까요?

소개한 환자분의 사례처럼 진정성 있는 대화를 통해 긍정적인 치료 의지를 만들어드리고 싶습니다. 긍정적인 치료 의지와 올바른 주치의의 티칭과 치료 과정이 병행된다면 충분히 회복될 수 있습니다. 새로운 치료를 통해 좋은 회복 사례의 또 다른 주인공이 되셨으면 좋겠습니다.

26

손저림이 있고
날개뼈가 화끈거립니다

| 50대 초반 미용사 임상 사례 |

"아침에 파마를 여러 번 해도 손이 하나도 저리지 않습니다. 저녁에 잘 때도 날개뼈가 화끈거리지 않아 누우면 바로 잠듭니다. 견우한의원에서 치료받길 잘했다는 생각이 들고 일상이 달라져서 행복합니다."

서울 강서구 등촌동에서 미용사로 재직 중인 50대 초반 여자 환자분의 사례를 소개합니다.

예전부터 목과 어깨가 항상 뻐근하고 결렸다고 합니다. 특히 아침에 파마를 하면 손저림이 심했다고 합니다. 올해 7월에 헬스를 무리하게 하고 난 후부터 오른쪽 날갯죽지와 날개뼈가 불편하고 일을 많이 하고 나면 오른팔에 저림까지 나타났다고 합니다. 미용사라는 직업 특성상 손과 팔사용이 많을 수밖에 없는데 통증 때문에 얼마나 불편하고 힘드셨을까요? 통증 때문에 잠까지 설쳐 아침마다 고역이라고 했습니다. 환자분의 이야기를 더 들어보았습니다.

"잘 때 날개뼈가 화끈거리고 열이 나서 제대로 잘 수가 없습니다. 도저히 안 되겠다 싶어 8월에 정형외과를 갔고 X-ray, MRI 검사상 별다른 이상은 없고 근막통증증후군이라고 했으며 일자목도 있다고 했습니다. 뒷목이 무겁고 쪼이는 느낌이 있어 두통까지 심합니다. 질환이 시작되고부터 입맛이 하나도 없고 스트레스를 늘 달고 삽니다. 일에 집중이 안 되고 일상이 엉망이 되어버렸습니다."

진료실에 들어서는 환자분의 모습에서 그동안의 고통스러운 일상이 느껴졌습니다. 근막통증증후군으로 일에도 영향을 받으니 얼마나 걱정이 많으셨을까요? 반드시 건강했던 일상을 돌려드리겠다고 약속했습니다.

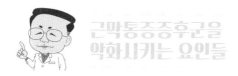

환자분의 경우 30년 가까운 세월을 미용사로 재직하면서
잘못된 자세와 반복된 과로, 지속적인 스트레스가 더해
지면서 발생한 것으로 보였습니다.

요즘 몸이 허해서 흑염소도 먹고 있다고 했습니다. 한약
의 전문가인 한의사가 처방한 한약이 아닌 흑염소 집에서
임의로 만든 한약이라 오히려 몸에 부담이 될 수도 있어
치료하는 동안은 복약을 중지할 것을 부탁드렸습니다.

얼굴 마사지를 자주 받는다고 했습니다. 그때 어깨도 주
무르는데 근막통증증후군이 있는 상태에서 아픈 부위를
자극하게 되면 순간적으로는 근막이 자극되면서 좋아지
는 듯한 착각에 빠지기도 하지만 그런 행위는 근막을 자
극해 증상을 악화시킬 수 있어 자제할 것을 부탁드렸습
니다.

둥근 어깨 느낌이 있어 가슴 펴기를 자주 한다고 해서 그
런 동작은 근막에 도움을 주기보다는 자극의 원인으로

작용해 증상을 악화시킬 수 있기에 하지 말 것을 부탁드렸습니다.

마사지건으로 아픈 곳을 자극했는데 그러면 그럴수록 더 심해졌다고 합니다. 일단 외부 자극이 가해지면, 특히 강자극이 가해지면 그 자극으로 인해 안 아픈 혹은 덜 아픈 느낌을 받기도 하지만 그런 일련의 행위로 인해 더 심해질 수도 있어 각별한 주의가 필요합니다.

환자가 근막통증증후군 때문에 하고 있는 행동에 대해서 차근차근 분석한 뒤 올바르지 못한 부분을 다시 티칭해 드리고 이유까지 정확하게 설명해 드리려고 합니다. 무조건 하면 안 된다고 하기보다는 어떤 영향을 미치는지와 더 좋은 방법은 없는지 찾아 티칭해 드리고 있습니다.

날개뼈 화끈거림을 걱정하기에 전형적인 근막통증증후군 증상이어서 치료가 진행되면 차차 사라질 거라고 말씀드렸습니다.

미용 일을 할 때는 어쩔 수 없지만 일이 없을 때는 가급적 시선을 눈높이로 하고 스마트폰 사용을 자제할 것을 부탁드렸습니다. 특히 엎드리거나 누워서, 돌아누워서, 화장실에서 스마트폰 사용을 피할 것을 지도했습니다.
다행히 술과 커피는 예전에는 많이 했지만 나이가 들면서 다 끊었다고 합니다.

환자분께 진행했던 치료 방법은 다음과 같습니다.

1 목과 어깨, 오른쪽 능형근, 오른쪽 극하근 근육을 풀어주면서
2 잘못된 자세와 생활 습관을 교정하고
3 자신만의 확인법이나 마사지, 자극을 하지 말도록 했으며
4 목, 어깨, 등의 바른 정렬을 도와주고
5 심장 열을 다스려 심신의 조화를 추구하면서
6 기혈순환을 정상화시켜 근막통증증후군의 재발을 막아주고
7 원기를 끌어올려 근막의 정상화를 유도하는 치료를 했습니다.

"일을 그만둘 수가 없어 걱정했는데 병행하면서 치료받을 수 있다는 게 너무 만족스러웠습니다. 원장님 말씀처럼 근막통증증후군이 해결되니 화끈거림이나 저림도 사라졌습니다."

치료를 하는 것도 중요하지만 환자가 원하는 방향으로

맞추어 치료하고 그에 맞는 주의사항을 티칭하는 것이 가장 중요하다고 생각합니다. 진정성 있는 마음으로 충분히 대화하고 환자의 마음을 이해할 수 있다면 가능한 일이라고 생각합니다.

더 이상 아프지 않다는 환자분의 말을 들었을 때 제 일처럼 기쁘고 보람을 느낍니다.

"직업적인 특성상 팔을 자주 사용하는데 통증 때문에 일에 집중할 수가 없습니다."

"통증 때문에 잠을 늘 설칩니다. 하루라도 편하게 자고

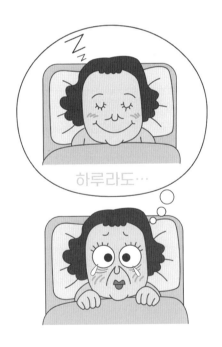

싶어요."
"정형외과에서도 방법이 없다고 하는데 한의학으로 치료가 가능한가요?"

근막통증증후군 환자들을 만나다 보면 다양한 질문을 많이 받습니다.
통증 때문에 잠을 설치거나 일에 집중할 수 없거나 또는 타 병원에서 치료를 받았음에도 호전되지 않아 걱정하는 분들도 계십니다. 모두 회복하고 싶다는 마음은 같을 거라고 생각합니다.

누구보다 근막통증증후군 치료에 자신이 있기에 견우한의원에서 새로운 치료에 도전하신다면 꼭 회복할 수 있다고 말씀드리고 싶습니다. 치료를 받는 동안 편안한 마음으로 치료에 집중하고 걱정 없이 치료를 받을 수 있도록 도와드리고 싶습니다.

27

뒷골이 자주 당기고
눈이 너무 아파요

| 50대 초반 프리랜서 임상 사례 |

"뒷골이 당기지 않고 눈이 아프지 않으니 컴퓨터를 오래 해도 피로하지 않아요. 치료 전에는 숙면을 못 해 자면서도 창밖의 상황 변화를 감지할 정도로 예민했는데 요즘은 깊이 자서 그런지 아침이 너무 상쾌합니다. 근막통증 증후군을 치료하니 일상이 달라져서 너무 행복합니다."

서울 노원구 중계동에 사는 50대 초반 프리랜서 여자 환자분의 사례입니다.

평상시 목과 어깨, 머리에 늘 통증이 있었다고 합니다. 더이상 버틸 수 없어 올 봄에 정형외과에 가서 X-ray, MRI

검사를 했는데 별다른 이상은 없고 근막통증증후군이라고 말했다고 합니다.

권유하는 각종 치료를 받아봤으나 별다른 반응이 없어 절망적이었다고 합니다. 희망을 가지고 치료를 받았지만 결과가 좋지 않으니 얼마나 당황스럽고 힘드셨을까요? 환자분의 이야기를 더 들어보았습니다.

"도수치료에 충격파, 주사치료도 받았는데 치료할 당시에만 살짝 좋아지고 별 반응이 없었어요. 뒷골이 너무 당기면서 쪼이고 잠을 못 자서 그런지 눈과 전두엽이 너무 아픕니다. 아침이면 목과 어깨 주변으로 두드려 맞은 것처럼 늘 뻐근하고 결립니다. 눈이 걱정돼서 안과에도 갔는데 별다른 이상은 없다고 했습니다. 갑자기 움직이면 머리가 띵띵하기도 합니다. 심할 때는 어지러움과 구토 증세가 생기기도 합니다. 갱년기 이전에는 잠을 잘 잤는데 갱년기 이후 잠은 어찌어찌 드는데 현실과 꿈의 중간 상태 어디에 있는 것 같습니다. 난소, 자궁, 갑상선, 유방에 혹이 자주 생깁니다. 등에는 지방종도 몇 개 있는데 통증은 없어서 그냥 두고 있어요. 증상이 심할 때는 심장이 답답해서 가슴을 누르기도 합니다."

"아침에 일어났을 때 행복했으면 좋겠어요. 아침이 너무 무서워요." 환자분이 재진 시 진료실에서 해주신 말씀입니다.

얼마나 아침이 고통스러우면 이런 말까지 하셨을까요? 근막통증증후군 환자분을 치료하다 보면 아침이 두렵고, 일상생활이 힘들다고 하는 분들이 많이 계십니다. 이런 말을 들을 때면 마음이 무겁고 하루 빨리 회복을 도와드리고 싶은 생각이 간절합니다.

"예전에는 저도 남들처럼 건강했어요. 병원 신세를 졌던 기억이 거의 없어요. 그러다가 50을 넘기면서 갱년기 증상이 생겼습니다. 젊어서 무리하게 일을 해서 그런지 증상이 더더욱 심해지면서 잠도 못 자고 여기저기가 뻐근하고 쑤시고 결리기 시작했습니다. 증상이 이렇게 심한데 잘 치료될 수 있을까요?"

증상이 너무 심해 치료가 가능한지 걱정하고 계셨습니다. 다양한 회복 사례를 말씀드리며 치료를 열심히 하고 주의사항만 잘 지킨다면 회복될 수 있다고 자신 있게 말씀드렸습니다.

컴퓨터를 하루 종일 하면서 쉴 때는 스마트폰이 손에서 떠나지 않는다고 했습니다. 술도 자주 마시고 커피가 없으면 일을 하지 못하며 목과 어깨가 늘 뻐근하고 결려서 수시로 마사지기를 이용한다고 했습니다.

잘못된 자세는 근막통증증후군 주범

근막통증증후군의 원인을 살펴보면 잘못된 자세, 불면, 과음, 스트레스 등이 습관화되면서 발생한 것으로 보였습니다.

컴퓨터나 스마트폰 사용 시 화면의 가운데가 눈높이로 오도록 하면서 사용하고, 특히 엎드리거나 누워서, 돌아 누워서, 화장실에서 스마트폰 사용을 하지 말 것을 부탁 드렸습니다.

일주일에 술을 2~3회는 마신다고 했습니다. 과음은 근막통증증후군을 악화시키는 대표적인 원인 중 하나로 금주를 하면 좋지만 어렵다면 양과 횟수를 줄여야 한다고 말

쓸드렸습니다.

커피의 경우 절제가 힘들다고 해서 오전에 드시도록 하고, 그것도 아침 10시 이전에 드실 것을 추천했습니다. 오후에 마시게 되면 우리 몸에 들어와 소변으로 나가는데 9시간 정도 걸리기에 수면을 방해할 수 있기 때문입니다. 오후에 간절하게 커피가 생각나면 입안에 잠시 머금었다가 가글을 한 다음 뱉는 것도 좋다고 알려드렸습니다.

가끔 환자분과 상담을 하다 보면 커피를 하루에 2~3잔씩 마셔도 수면에 전혀 영향을 받지 않고 머리만 대면 잠든다는 분들이 있습니다. 그런 분들도 커피를 마시지 않으면 더 질 높은 숙면을 할 수 있기에 가급적 마시지 않는 게 좋습니다.

콜라를 자주 마신다는 말씀도 하셨습니다. 기본적으로 설탕이나 시럽 등이 가미된 가당음료는 신체의 염증 조절에 도움을 주는 호르몬을 분비하는 부신의 기능을 떨어뜨립니다. 적당한 당분은 에너지를 올려주고 피로 개선에 도움이 되기도 하지만, 당분이 과도하게 되면 체내 염증 반응을 가속화시키고 혈당이 급격히 상승한 이후 급격히 하락하면서 피로감, 졸음, 무기력, 집중력 저하, 불안감, 우울함을 느끼기 쉽습니다. 특히 당분을 과다하게 섭취하게 되면 비만으로 이어지기 쉽고, 이로 인해 체지방이 늘면서 염증 수치가 상승하기에 과도한 당분 섭취를 조심해야 한다고 지도했습니다.

환자분처럼 술이나 커피, 콜라에 대한 절제가 어려운 경우 무조건 마시면 안 된다고 티칭 하기보다는 더 좋은 방법이나, 당장 환자분의 상황에서 덜 부담이 되는 방법을 티칭해 드리려고 노력합니다. 통증도 통증이지만 오랫동안 이어져 온 습관을 단번에 고치는 것은 쉽지 않다고 생각하기 때문입니다.

목과 어깨가 뻐근하고 결리면 주무르거나 마사지기로 수시로 아픈 부위를 푼다고 합니다. 그렇게 하면 당장은 편한 느낌이 들지만 그런 일련의 행위는 근막을 자극해 증상을 악화시킬 수 있기에 자꾸 손이 가거나 아픈 부위에는 아이스팩을 하도록 부탁드렸습니다.

오른쪽 오구돌기 쪽으로 뻐근하면서 당기는 느낌이 있고 둥근 어깨가 되는 것 같아서 계속해서 가슴 펴기를 했더니 뻐근함, 결림, 당김, 쪼임이 더 심해졌다고 합니다. 그리고 어느 순간부터 오른팔이 제대로 움직이지 않았다고 합니다. 특히 뒤로 해서 올리는 동작이 잘 안 된다고 합니다. 혹시나 하는 마음에 ROM 검사를 했더니 가동범위 역시 정상으로 나오지 않았습니다. 오십견도 있었습니다. 그래서 병행 치료를 시작했습니다.

가끔 스트레스를 심하게 받을 때면 흉곽이 쪼여오면서 소화가 안 되는데 그럴 때 명치를 눌러도 불편하고 소화제를 먹어도 소화가 되지 않는다고 했습니다. 그럴 때는 스트레스 상황에서 벗어나거나 잊을 수 있는 무언가를 하면 좋습니다. 절대로 스트레스 상황에 몰입하면 안 됩니다. 예를 들어 좋아하는 음악을 들으면서 흥얼흥얼 따라하기, 행복했던 순간 떠올리기, 취미 활동하기, 가벼운 러닝이나 빨리 걷기, 산책하기, 샤워하기, 긍정적인 자기 암시 등을 하는 것도 한 방법입니다.

뒷골이 자주 당기고 눈이 너무 아프다고 했는데 목과 어깨 근육이 굳으면서 머리로 올라가는 신경과 혈관이 눌리면서 생기는 증상으로 목과 어깨가 풀리게 되면 자연스럽게 사라질 거라고 말씀드렸습니다.

운동을 슬슬 시작해 보려고 하는데 어떤 운동이 좋은지도 물어보셨습니다. 근막통증증후군 환자에게 부담 없이 권할 수 있는 가장 좋은 운동은 빠르게 걷기나 가벼운 조깅 같은 규칙적인 유산소 운동입니다. 시선을 눈높이로 하는 바른 자세뿐만 아니라 수면 시간을 늘려 수면의 질을 개선하고 불안하거나 우울한 기분을 줄이는 데 도움이 되기에 근막통증증후군의 치료에도 도움이 될 수 있어 적극 추천하고 있습니다.

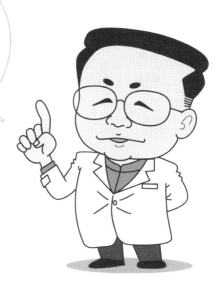

자기 전에 스마트폰을 하는 습관도 있다고 했습니다. 자기 전에 스마트폰을 하게 되면 블루라이트를 통해 멜라토닌 분비가 지연되면서 취침 시간이 한참 지나서도 뇌가 깨어 있게 만들어 수면에 영향을 줄 수 있으므로 가급적 피할 것을 부탁드렸습니다.

프리랜서로 일하다 보니 조금 늦은 시간에 식사를 하는 일이 잦은 편이라고 했습니다. 밤늦은 시간에 음식을 섭취하면 위장 운동이 수면에 장애를 줄 수 있고, 소화가 덜 된 상태에서 수면을 취하다 보면 소화불량으로 이어지면서 위장질환으로 발전할 수도 있습니다. 그러니 밤늦은 시간에 먹는 것은 피하는 게 좋다고 말씀드렸습니다.

어느 순간부터 정상적인 수면을 못 한다고 했습니다. 규칙적인 수면 주기는 우리 몸의 일주기 리듬 형성에 중요한 기능을 합니다. 따라서 매일 비슷한 시간에 잠들고 일어나는 습관을 들여야 수면의 깊이도 깊어지고 몸의 활력도 살아나며 생체 시계를 일정하게 유지하는 데 도움이 될 수 있기에 규칙적인 수면 리듬을 부탁드렸습니다.

환자분의 경우 방송 프로를 보고 대학병원의 유명 교수

님을 찾아가 진료를 받았는데 "왜 안 아픈데 아프다고 하세요?"라는 질문을 받아 한동안 상당한 충격을 받았다고 합니다. 환자분은 큰 맘 먹고 대학병원까지 찾아갔는데 그런 말까지 들으니 얼마나 답답하고 놀랐을까요?

X-ray, CT, MRI 등 각종 첨단 검사를 해도 알 수 없는 병이 있습니다. 그럴 때 병을 고치는 의료인은 환자의 말에 조금 더 귀를 기울여야 한다고 생각합니다.
"왜 안 아픈데 아프다고 하세요?"라고 하기보다는 "검사 상 이상이 없다고 나왔지만 환자분의 증상을 볼 때 근막통 증증후군이신 것 같은데 치료를 하면서 경과를 보겠습니다." 등의 표현을 사용하면 어떨까 하는 생각도 듭니다.

검사에 이상이 없다면 환자와의 대화를 더 늘려 증상에 대해 자세하게 파악하고 원인을 끝까지 찾아내어 회복을 도와드려야 한다고 생각합니다. 이전 병원에서 받은 마음의 상처까지 함께 나누며 치료에 집중했던 기억이 납니다.

환자분께 진행했던 치료 방법은 다음과 같습니다.
1 목과 어깨, 오구돌기 주변 근육을 풀어주면서

2 잘못된 자세와 생활 습관을 교정하고

3 자신만의 확인법이나 마사지, 자극을 하지 말도록 했으며

4 목, 어깨의 바른 정렬을 도와주면서 굳은 어깨 관절을 풀어
주고

5 기혈순환을 정상화시켜 머리로 가는 혈류 순환을 개선하고
근막통증증후군과 오십견의 재발을 막아주면서

6 원기를 끌어올려 근막과 굳은 어깨 관절의 정상화를 유도하
는 치료를 했습니다.

"증상이 너무 심해서 나을 수 있을까 걱정을 많이 했습니
다. 그런데 한 주 한 주 지나면서 쪼이거나 당겼던 부분
이 편해지고 잠도 편하게 잘 수 있게 되어서 신기했습니
다. 처음에 불편하다고 했던 모든 증상들을 치료해 주셔
서 감사합니다."

치료하는 동안 걱정을 많이 하셨지만 누구보다 적극적으
로 치료에 임해주셨고 술을 끊을 정도로 주의사항을 잘
지켜주셨습니다. 그래서 좋은 결과가 나올 수 있었다고
생각합니다. 주치의를 끝까지 믿고 따라주신 환자분께
진심으로 감사드립니다.

"증상이 너무 심한데 치료가 가능할까요?"
"쪼이고 저리고 아파서 일상생활을 할 수가 없어요."
"검사 상 이상이 없으면 정상인 건가요?"

통증 때문에 힘들고, 치료가 되지 않을까 걱정이 되고, 치료를 열심히 받고 싶은 마음이지만 상처받는 일까지 생긴다면 너무 억울하고 절망적일 거라는 생각이 듭니다. 환자분의 질문 하나하나 놓치지 않고 진심을 다해 들어드리고 답해드리고 있습니다.

치료가 되지 않으면 어떻게 하나 걱정하지 않으셨으면 좋겠습니다. 증상에 맞는 올바른 치료 방법과 정확한 원인 분석, 환자의 긍정적인 치료 의지만 있다면 회복할 수 있습니다.

28

차라리 죽고 싶습니다

| 20대 초반 대학생 임상 사례 |

"아프기 전에는 병원에 간 기억이 거의 없어요. 병원에서 약을 처방받아도 한두 봉지 정도 먹다가 늘 버렸습니다. 운동을 워낙 좋아해서 운동으로 모든 스트레스를 날려버렸는데 어느 날 찾아온 이름 모를 질병으로 운동을 하면 할수록 통증이 심해졌습니다. 이렇게 살면 뭐하나 하면서 극단적인 생각을 한 적도 있었는데 원장님이 저를 구해주셨습니다. 생명의 은인이십니다."

서울에 소재한 체육 관련 학과에 재학 중인 서울 은평구 불광동에 사는 대학생 사례입니다.

시작은 올해 3월이라고 했습니다. 갑자기 목과 어깨, 왼쪽 가슴, 등에 통증이 생겼다고 합니다. 조금 지나면 괜찮아지겠지 했는데 통증이 점점 심해져 6월에는 대학병원까지 찾게 되었다고 합니다. MRI 촬영을 하고 전사각근증후군, 상완신경총장애 진단을 받고 치료를 시작했지만 처음에만 조금 좋아지다가 이상하게 치료를 하면 할수록 통증이 심해졌다고 합니다. 얼마나 당황스러웠을까요?

당연히 좋아지겠지 하는 마음에 열심히 치료를 받았지만 통증이 심해지니 우울하고 극단적인 생각까지 하게 되었다고 합니다. 첫 진료를 시작했던 날 환자분의 우울한 표정이 아직도 생생하게 기억납니다.

"치료를 받고 있는데 뻐근함, 결림, 당김, 쪼임이라는 통증이 점점 심해져 이상하다고 생각했어요. 그래서 다른 대학병원에 갔는데 거기서는 근막통증증후군이라고 했습니다. 최근 들어서는 통증이 더 심해져 일상생활마저도 너무 어렵습니다. 식은땀도 나고 두통도 있으며 양견갑골, 양삼각근도 뻐근하면서 걸리고 당깁니다. 가는 병원마다 병명도 다르고 치료도 다르고 낫지는 않아 병원을 못 믿을 지경까지 됐어요. 아는 분이 견우한의원에서

근막통증증후군을 치료했다고 해서 마지막이라는 심정
으로 왔습니다. 제발 저 좀 도와주세요."

운동을 좋아하고 누구보다 대학 생활도 밝고 성실하게
했던 환자분이었습니다. 건강해도 운동을 하고 아파도
운동을 해서 풀 정도로 운동 마니아인데 운동을 하면 할
수록 증상이 심해져 지금은 어떤 운동도 하지 않는다고
합니다.

"이제 운동은 더 이상 할 수 없는 건가요?"

한순간에 생긴 통증 때문에 운동뿐만이 아니라 모든 생
활이 무너지고 삶이 피폐해졌다고 했습니다. 그렇게 좋
아하는 운동조차 못 하니 얼마나 고통스러울까요?

답답하고 우울했을 마음을 달래드리며 근막통증증후군
에 관련된 좋은 회복 사례들을 들려드렸고, 운동을 다시
시작할 수 있게 도와드리겠다고 약속드렸습니다.

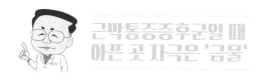

어디서 어떻게 시작된 통증인지, 어디에 문제가 있는지 자세하게 이야기를 나누며 치료 방향을 잡아갔습니다.

처음에는 왼쪽 삼각근 전면부에서 불편함이 시작됐고, 차츰 주변으로 퍼져 나갔다고 합니다. 운동을 좋아하다 보니 스트레칭을 하면서 풀려고 했는데 처음에는 풀리는 듯하더니 하면 할수록 점점 심해졌다고 합니다.

폼롤러로 아픈 곳을 자극하기도 했다고 합니다. 할 때는 좋은 것 같은데 하면 할수록 불편함은 더욱 심해졌다고 합니다. 어깨에서 소리도 나고 가동범위마저도 제한이 생겼다고 합니다.
아프다기보다는 뻐근함, 결림, 당김, 쪼임이라는 전형적인 근막통증증후군 증상을 호소했습니다.

일단 아픈 곳에 대한 불필요한 자극을 하지 말 것을 지도했습니다. 자극이 가해지면 그 자극에 의해 일시적으로는 덜한 것처럼 느껴지지만 자극이 가해질수록 근막이 자극되면서 근막통증증후군이 더욱 심해질 수 있기에 치료하는 동안은 하지 말 것을 부탁드렸습니다. 심해지는 통증의 원인에 대해 자세히 설명해 드리니 그동안 왜 통증이 더 심해졌는지 궁금했는데 이제야 이해가 된다고 말씀해 주셨습니다.

왼쪽 어깨가 굳어있는 느낌이라 스트레칭을 하면 '우드득' 하는 소리가 들리고, 왼쪽 가슴에서 왼쪽 삼각근으로 당기면서 쪼이는 느낌이 든다고 하셨습니다. 소리나 당기는 느낌은 치료가 진행되면서 차츰 사라질 거라고 말씀드렸습니다. 불필요한 스트레칭이나 자신만의 확인을 하지 말 것을 부탁드렸습니다.

운동을 전공하는 학생이라 그런지 체격이 남달랐습니다. 그러나 생전 처음 접해보는 질환으로 인해 젊은 나이임에도 많은 상심에 빠져 있었습니다. 얼굴에는 '제발 저 좀 살려주세요.'라고 강력하게 말하고 있었습니다. 얼마나 통증으로 힘들었으면 나약한 사람으로 변해버렸을까요? 하루빨리 근막통증증후군을 해결해 일상을 정상으로 돌려드리고 싶었습니다.

환자는 상담 중에도 왼쪽 오구돌기 주변을 계속해서 만지거나 돌리고 있었습니다. 통증이 시작된 출발점으로 손이 자꾸 가거나 신경이 쓰인다면 아이스팩을 하도록 부탁드렸습니다.

대부분의 근막통증증후군을 가진 환자분들은 통증이 있는 부분을 만지거나 스트레칭을 하는 경우가 많습니다. 진료 중에 이런 잘못된 습관을 시간적 여유를 가지고 세심하게 관찰하려 노력합니다.

치료가 어느 정도 진행되던 중에 갑자기 왼쪽 엉덩이가 뻐근하고 결리고 따끔하면서 쓰라린 불편함을 호소했습니다. 오른쪽에도 미미하게 약간은 있는 것 같다고 했습니다. 근막통증증후군을 치료하다 보면 갑자기 새로운 부위에 새로운 통증을 호소하는 경우가 있습니다.

새롭게 근막통증증후군이 생기는 경우는 금방 사라지지만, 그렇지 않고 오래 지속되는 경우도 있는데 이런 경우는 다른 부위의 통증이 심해서 상대적으로 인지하지 못하다가 나중에 주로 호소하던 부위의 불편함이 줄어들면서 기존의 통증을 인식하는 경우에 해당됩니다.

이대로 살아야 한다면 차라리 죽고 싶다고 했던 환자분이었습니다. 그러나 치료가 진행되면서 얼굴색이 하루가 다르게 밝아지는 걸 볼 수 있었습니다. 워낙 치료에 적극적으로 임해주셨고 주의사항을 철저히 지킨 덕에 상당히 빠른 속도로 좋아지는 걸 느낄 수 있었습니다.

다른 질환도 마찬가지겠지만 근막통증증후군은 환자 본인이 아는 만큼 빨리 좋아지는 병입니다. 환자분의 경우 유튜브나 관련 서적을 찾아가면서 올 때마다 관련 질문을 할 만큼 열심이었습니다.

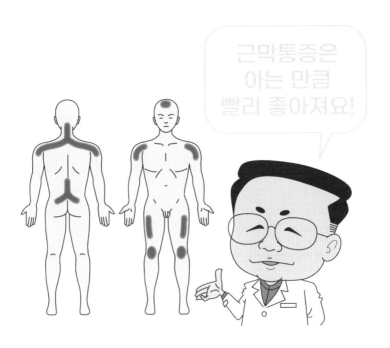

근막통증증후군이 심한 환자분일수록 집중 치료와 변화된 생활 습관을 적용하면 상당히 빠른 속도로 증상이 개선되는 걸 종종 볼 수 있습니다. 그만큼 환자와의 소통과 믿음이 중요한 질환이 바로 근막통증증후군입니다.

환자분께 진행했던 치료 방법은 다음과 같습니다.

1 목과 어깨, 왼쪽 가슴, 등, 양 엉덩이 주변 근육을 풀어주면서
2 불편한 부위에 대한 자극을 하지 말도록 했으며
3 자신만의 확인을 하지 않도록 하고
4 목과 어깨, 가슴, 등, 양 엉덩이의 바른 정렬을 도와주면서
5 기혈순환을 시켜 근막통증증후군의 재발을 막아주면서
6 원기를 끌어올려 근막의 정상화를 유도하는 치료를 했습니다.

"원장님 덕분에 다시 운동을 시작할 수 있게 되었습니다. 온몸이 불편했는데 하라는 대로만 하니 정말 회복이 되네요. 치료뿐만 아니라 이야기도 잘 들어주셔서 늘 위로가 되었습니다. 정말 감사합니다."

치료하는 기간 동안 위로가 되었다는 말을 듣고 '주치의로서 올바른 방향으로 환자를 마주하고 있구나.'하는 생각이 들었습니다. 주치의는 늘 따뜻한 마음과 진정성 있는 대

화로 환자분께 다가가야 한다고 생각합니다. 치료에 대한 긍정적인 마음을 심어드리고 불안한 마음도 헤아려 드려야 더 좋은 치료 결과가 나올 수 있기 때문입니다.

이 환자분처럼 마음의 병까지 가지고 계신 경우 심리치료도 꼭 병행하여 회복 후에 더 건강한 일상을 마주할 수 있게 도와드리고 있습니다.

"극단적인 생각이 들 정도로 사는 게 너무 고통스럽습니다."
"병원마다 내리는 병명이 달라서 도저히 믿지를 못하겠어요."
"좋아하는 운동을 평생 못 하게 될까 봐 너무 우울합니다."

근막통증증후군 때문에 일상이 망가지고 여러 고민을 하게 되는 환자분들은 통증도 통증이지만 가장 힘든 건 환자분의 마음일 거라고 생각합니다.

하루아침에 달라져 버린 일상에 이해할 수 없는 통증이 계속 된다면 얼마나 답답할까요? 건강했던 일상을 다시 한 번 떠올려보세요. 이미 치료에 한 번 실패했더라도 새로운 치료에 도전한다면 결과는 달라질 수 있습니다.

29

비행기 사고 이후
온몸이 아파요

| 40대 후반 직장인 임상 사례 |

"등 전체로 해서 흉쇄유돌근, 옆구리까지 뻐근하고 결렸는데 치료하고 나니 살 것 같네요. 평생 이렇게 살아야하나 매일매일 걱정하고 있었는데 한방 치료가 좋기는좋네요. 오길 정말 잘했다는 생각이 듭니다."

서울 마포구 상암동에 소재한 언론사에 다니는 40대 후반 여자분의 사례를 소개합니다.

통증의 시작은 3년 전부터라고 했습니다. 비행기가 착륙할 때 출렁하면서 흔들렸고 당시 목과 어깨에 상당한 충격을 받았다고 합니다. 2주 정도 지나니 육안으로 보기에도 목이 삐뚤어져 있는 게 느껴져서 상당히 당혹스러웠다고 합니다.

그러나 시간이 지나면서 기울어진 목은 다행히 정상으로 돌아왔는데 이때부터 목과 어깨 근육이 뭉치고 경직되기 시작했다고 합니다. 목은 정상으로 돌아와서 다행이었지만 목과 어깨에 문제가 생기니 얼마나 고민이 많으셨을까요?

"진작 치료를 했어야 했는데⋯." 하면서 진료 내내 한숨을 쉬시던 환자분의 모습이 기억납니다. 이야기를 더 자세히 들어보았습니다.

"목과 어깨에 이어서 양 날갯죽지, 양 날개뼈, 오른쪽 옆구리, 오른쪽 흉쇄유돌근으로 서서히 뭉침과 불편함이 퍼졌습니다. 병원에 가서 X-ray를 찍었는데 이상이 없다고 하여 권유하는 치료를 받았습니다. 별로 좋아지지 않아서 대학병원에 갔고 최종적으로 근막통증증후군 판정을 받았습니다. 근막통증증후군 판정을 받고 나서 소화도 늘 안 되고 통증 때문에 잠이 드는 데 시간도 한참 걸립니다. 치료를 조금 더 일찍 받았더라면 이렇게까지 아프지는 않았겠죠? 제발 좀 도와주세요."

후회하고 걱정하는 환자분께 통증이 심해진 건 환자분 탓이 아니고 충분히 치료가 가능하기에 걱정할 필요가 없다고 말씀드렸습니다. 누구보다 근막통증증후군 때문에 힘겨워했을 환자분! 하루빨리 고통에서 해방시켜 드리고 싶었습니다. 안 아픈 곳이 없어 일상이 엉망이 되셨다고 한참을 호소하셨습니다. 위로와 함께 이번에는 근막통증증후군을 싹 없애드리겠다고 약속드렸습니다.

외상으로 발병하기도 하는 근막통증증후군

근막통증증후군은 강박적이거나 집착하는 성격 혹은 자기 관리가 철저한 사람들이 고도의 스트레스에 집중적으로 혹은 만성적으로 노출되면서 발생하는 증후군으로 잘못된 자세, 과음, 과로, 불면 등이 더해지면서 더 심해지는 증후군입니다.

일부에서는 교통사고 등과 같은 외상으로 급격하게 발병하기도 합니다. 물론 외상 이전에 근막통증증후군이 있던 상태에서 외상 등이 더해지면서 증상이 극도로 악화하는 경우도 있습니다.

환자분은 통증 때문에 술도 자주 마신다고 했습니다. 얼마나 잠들기가 힘들었으면 주 2~3회씩이나 음주를 하셨을까요?

하지만 술을 마시게 되면 근막통증증후군이 악화하면서 불편함이 더욱 심화될 수 있기에 줄이거나 금주할 것을 부탁드렸습니다.

근막통증증후군은 특히 애주가인 경우 예후가 불량하기도 합니다. 아무리 주의사항을 잘 지키고 치료를 열심히 해도 술에 대한 조절이 힘들면 치료 기간이 길어질 뿐만 아니라 환자분의 치료 만족도도 상대적으로 낮아질 수 있어 적극적인 협조가 필요합니다.

커피도 하루에 2~3잔은 기본으로 마신다고 했습니다. 잠을 제대로 못 자니 피곤한 탓에 자주 마실 수밖에 없다고 했습니다. 커피를 줄이면 전혀 일을 할 수 없다고 하여 오전 10시 이전에 마시는 모닝커피는 좋지만 오후에는 디카페인이나 약한 농도의 커피로 마시거나 커피 가글을 하는 것도 좋다고 알려드렸습니다.

무조건 술이나 커피를 끊거나 확 줄이기보다는 환자분이

천천히 적응할 수 있게 상황에 맞추어 티칭해 드리려고 노력합니다. 그렇기 때문에 환자와의 대화는 치료 과정에서 상당히 중요한 포지션을 차지합니다.

수면 부분도 근막통증증후군 치료에 있어 상당히 중요합니다. 잠을 못 자게 되면 통증의 역치가 낮아지면서 불편함을 느끼는 정도가 조금 더 예민해지기 때문에 근막통증증후군 환자라면 숙면이 상당히 중요합니다. 수면 부분은 근막통증증후군이 개선되면 차차 나아질 것이니 너무 걱정할 필요가 없다고 말씀드렸습니다.

환자분은 치료에 열심이었고 주의사항을 잘 챙기면서 근막통증증후군에 관한 이런저런 정보를 확인하고 체크하는 남다른 열정을 보여주셨습니다.
그래서인지 치료를 시작하고 나서 얼마 지나지 않아 수면의 질이 많이 달라졌다고 상당히 만족해 하셨습니다.

수면 부분이 점차 해결되니 자연스레 커피도 줄고 술을 마시는 횟수나 양도 줄일 수 있었다고 말씀하셨습니다. 견우한의원에서 받은 티칭이 환자분에게 도움이 되어 기쁘고 다행이라는 생각이 들었습니다.

상담하는 동안 아픈 부위를 자꾸 주무르거나 마사지하고 있었습니다. 아픈 곳에 대한 자극은 근막을 자극해 증상을 악화시키거나 주변으로 퍼질 수도 있어 아이스팩을 하는 게 좋다고 알려드렸습니다.

불편함이 너무 심해져 잠시 직장을 휴직할 생각도 하고 있었다고 말씀하시는 환자분께 직장에 다니면서도 충분히 치료할 수 있다고 안심시켜 드렸습니다. 치료를 열심히 받고 주의사항만 잘 지키면 직장에 다니면서도 얼마든지 치료할 수 있기 때문입니다.

같은 질환이더라도 환자마다 상황이 다르기 때문에 충분히 들어보고, 환자가 원하는 방향으로 치료를 이끌어가려고 노력합니다.

집에 가면 마사지기를 달고 산다고 했습니다. 직장에도 조그마한 것을 두고 짬이 날 때면 마사지를 자주 한다고 했습니다. 아픈 곳에 대한 불필요한 자극은 증상을 악화시킬 수 있기에 가급적 자제할 것을 부탁드렸습니다.

환자분께 진행했던 치료 방법은 다음과 같습니다.

1 목과 어깨, 양 능형근, 양 견갑골, 오른쪽 흉쇄유돌근, 오른쪽 옆구리 주변 근육을 풀어주면서

2 술과 커피를 조심하고

3 아픈 곳에 대한 불필요한 자극을 피하면서

4 비위 기능을 정상으로 끌어올려 소화 기능을 정상화시키고

5 목과 어깨, 양 능형근, 오른쪽 흉쇄유돌근, 오른쪽 옆구리의 바른 정렬을 도와주면서

6 기혈순환을 시켜 근막통증증후군의 재발을 막아주면서

7 원기를 끌어올려 근막의 정상화를 유도하는 치료를 했습니다.

"잠도 편하게 잘 수 있고, 불편했던 부분들이 해결되니 너무 고맙습니다. 무엇보다 일과 치료를 병행할 수 있었던 게 가장 좋았어요. 치료를 받으러 올 때마다 한숨도 많이 쉬고 늘 걱정이라는 말을 달고 살았던 것 같은데, 그런 부분까지 잘 들어주셔서 감사합니다."

환자분이 원하는 방향대로 치료를 도와드리고, 통증을 해결해 드리니 만족스럽다는 이야기를 해주셨습니다. 뿐만 아니라 환자분의 이야기를 진정성 있게 들어드리니 걱정도 함께 덜어드릴 수 있어 다행이라는 생각이 들었습니다. 따뜻한 마음으로 임하고 싶었던 주치의의 마음

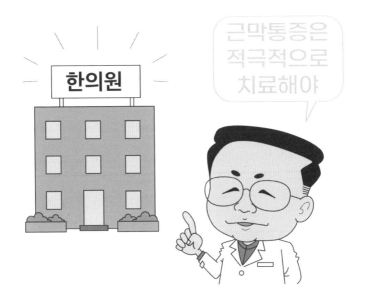

을 환자분이 알아주시니 이보다 더 기쁜 일이 있을까요?

"치료를 받아도 나아지는 게 없어 너무 불안합니다."
"일이랑 치료를 병행해야 하는데 어렵겠죠?"
"통증이 더 심해지니 부정적인 생각만 듭니다."

올바르고 빠르게 치료하는 것도 물론 중요합니다. 하지만 환자가 긍정적인 마음을 가질 수 있게 최선을 다하는 것도 중요한 과정이라고 생각합니다. 마음이 불안하고 걱정만 가득하다면 과연 좋은 치료 결과가 나올 수 있을까요?

늘 어떻게 하면 환자분이 적극적으로 치료에 임할 수 있을까, 더 행복한 일상으로 하루빨리 돌아갈 수 있을까를 고민합니다.

이 환자분처럼 주치의와의 대화를 통해 따뜻함과 진정성을 느끼면서 치료를 받는다면 누구에게나 좋은 치료 결과가 나올 수 있다고 말씀드리고 싶습니다.

나는 "근막통증" 없이 산다

이효근 지음

1판 1쇄 인쇄 | 2025년 1월 10일
1판 1쇄 발행 | 2025년 1월 15일

발행처 | 건강다이제스트사
발행인 | 이정숙

출판등록 | 1996. 9. 9
등록번호 | 03 - 935호
주소 | 서울특별시 용산구 효창원로70길46(효창동, 대신빌딩 3층) 우편번호 04317
TEL | (02)702-6333 FAX | (02)702-6334

정가 18,000원

ISBN 979-11-87415-30-5 13510